Les médicaments génériques les moins chers

Indicateurs des prix au Congo

Ray Mankélé

Les médicaments génériques les moins chers

Indicateurs des prix au Congo

Préface du Pr Ange Antoine Abena

L'Harmattan
Congo Brazzaville

219, Avenue Nelson Mandela; Brazzaville

http:// www.harmattan-congo.com

ISBN : 978-2-336-55905-6
EAN : 9782336559056

SOMMAIRE

PRÉFACE

L'accès aux médicaments essentiels constitue un défi majeur pour les populations, notamment les plus pauvres, pour lesquelles, les prix des médicaments, lorsqu'ils sont disponibles, sont parfois trop élevés. Le Congo, à l'instar des autres pays africains a mis en place une politique du médicament visant à garantir à l'ensemble de la population, des médicaments de qualité, à prix réduit. L'impact de ces efforts est parfois limité par le développement des antivaleurs qui se manifestent notamment à travers la surfacturation des médicaments, les ententes entre professionnels de la santé pour la prescription et la dispensation de médicaments plus chers, au détriment des patients ou encore la vente illicite des médicaments dans les couloirs, rues et marchés, au motif qu'ils coutent chers dans les officines de pharmacie. L'indicateur des prix des médicaments génériques, en rendant publiques les prix des médicaments homologués par le Gouvernement, constitue donc un outil de lutte contre ces antivaleurs.

Savoir que des médicaments moins chers sont disponibles en pharmacie, notamment pour les patients atteints de maladies chroniques est déterminant pour la bonne observance des traitements, facteur clé pour la rémission du malade.

L'indicateur des prix constitue également un outil de formation et de promotion des médicaments génériques, base de notre politique pharmaceutique nationale. En effet, sa vulgarisation va permettre aux praticiens et aux populations de se familiariser avec les dénominations des médicaments génériques présents sur le marché national et de mieux accepter la substitution de ces médicaments dans un intérêt de santé publique.

Il s'agit d'une contribution majeure de l'auteur qui vient couronner sa longue expérience dans le domaine de l'accès aux médicaments, après tout ce qu'il a fait au bénéfice du système pharmaceutique congolais en particulier et africain en général.

J'encourage fortement l'auteur à une mise à jour régulière de cet indicateur de prix afin d'y intégrer les nouveaux médicaments qui arriveront sur le marché national, particulièrement les médicaments les moins chers.

Ange Antoine ABENA
Professeur de Pharmacologie
Président de l'Université Denis Sassou Nguesso

AVANT-PROPOS

1. L'ACCES AUX MEDICAMENTS

L'accès aux médicaments est la possibilité offerte à un individu ou une communauté de disposer des médicaments nécessaires à la prise en charge de ses problèmes de santé.

La Déclaration Universelle des Droits de l'Homme, adoptée par les États Membres de l'Organisation des Nations Unies, reprise dans la constitution de différents pays, fait de la santé un droit humain fondamental. Dans ce cas, l'accès aux médicaments, condition essentielle pour éviter les maladies, guérir les maladies ou simplement améliorer la santé devrait constituer une priorité pour les gouvernements.

C'est pourquoi des efforts sont réalisés depuis plus de 50 ans par l'Organisation des Nations Unies à travers ses institutions spécialisées et ses Etats membres, pour améliorer l'accès des populations aux médicaments essentiels de qualité. Cela s'est manifesté par l'adoption entre autres, des politiques pharmaceutiques et des listes de médicaments essentiels, la mise en place des centrales d'achat de médicaments, le subventionnement des médicaments au niveau local et par le biais de la coopération internationale. Mais, force est de constater que non seulement la majorité des populations, particulièrement dans les pays en développement, a encore un accès limité aux médicaments mais en plus, cet accès varie selon qu'il s'agisse des médicaments de programmes de santé spécifiques, financés par les partenaires au développement tels que ceux du VIH/SIDA, du paludisme, de la tuberculose, de la santé de la production, ou des autres médicaments essentiels et aussi, selon qu'ils se trouvent dans le secteur public ou dans le secteur privé.

L'accès aux médicaments requièrt que ceux-ci soient disponibles là où on en a besoin, c'est l'accessibilité géographique et qu'ils soient d'un coût abordable pour les populations, c'est l'accessibilité financière.

Au Congo, l'enquête sur les prix des médicaments réalisée en 2014 par le Ministère de la santé avec l'appui de l'Organisation mondiale de la Santé (OMS)[1] , révélait que la disponibilité des médicaments était inférieure à 50% dans les formations sanitaires publiques et de près de 65% dans les officines de pharmacie privées. Les prix payés par les patients dans les formations sanitaires publiques étaient 6,51 fois supérieurs aux prix de référence internationaux pour les médicaments génériques, bien que ceux-ci soient en moyenne inférieurs de 2,46 fois à ceux des médicaments princeps. Dans le secteur privé, les prix des médicaments princeps sont supérieurs de 33,99 fois par rapport aux prix de référence internationaux et de 3,22 fois par rapport à ceux des médicaments génériques. Le prix payé par le patient dans une officine de pharmacie privée est en moyenne de 1,68 fois supérieur au prix payé pour le même médicament, dans une formation sanitaire publique. Mais, la faible disponibilité des médicaments dans les formations sanitaires publiques contraint les populations à se tourner vers les officines de pharmacie et parfois même vers les circuits illicites de vente de médicaments encore appelés « médicaments de la rue ».

---

[1] *Document disponible à la bibliothèque de l'OMS/Afro (http://afrolib.afro.who.int/documents)*

2. LE MÉDICAMENT GÉNÉRIQUE

Le développement du médicament est un processus long et coûteux qui aboutit généralement à l'obtention d'un brevet pour le promoteur et à la mise sur le marché du médicament de référence encore appelé médicament innovateur ou princeps. Ce brevet lui donne l'exclusivité de la fabrication de ce médicament dont les frais de commercialisation devraient contribuer à compenser les investissements consentis.

À l'expiration de la période de protection, le médicament peut être fabriqué après rachat d'une licence. On parle alors de médicament générique. Le médicament générique est donc la copie d'un médicament de référence dont le brevet est échu. Il possède le même principe actif, la même forme pharmaceutique, le même dosage et la même efficacité. En revanche, les excipients ne sont pas toujours identiques, de même que l'apparence (forme, couleur, etc..) peuvent varier.

Les frais engagés pour la mise sur le marché du médicament générique étant substantiellement inférieurs à ceux ayant servi au développement de la forme princeps, l'impact sur le coût du médicament générique est logique. Tout en conservant la même qualité et la même efficacité, le médicament générique devrait coûter nettement moins cher que son médicament de référence. L' OMS estime que le remplacement des médicaments de référence par les médicaments génériques permettrait aux pays d'économiser environ 60% de leurs dépenses pharmaceutiques. Ceci est valable, pour les gouvernements, pour les partenaires impliqués dans la mise en œuvre des politiques de médicaments, mais surtout pour les populations qui verraient le coût de leur ordonnance médicale allégé drastiquement en remplaçant les médicaments innovateurs par les médicaments génériques. Le coût d'une ordonnance pour la prise en charge d'un épisode de paludisme simple chez la personne adulte pourrait passer par exemple, de 4 505 francs à 3 020 francs en remplaçant simplement le princeps de l'antipaludique par son générique. Le médicament générique est donc une véritable opportunité pour l'amélioration de l'accès aux soins.

Le Congo s'est engagé dans la mise en œuvre de l'assurance maladie universelle dont le démarrage effectif est prévu pour 2025. Dans ce cadre, le médicament va constituer l'un des postes de dépense les plus importants au regard de la place qu'il occupe dans le financement de la santé (environ 44%)[2]. Le recours au médicament générique devrait être l'une des stratégies pour contenir les dépenses liées à l'assurance maladie et assurer la pérennisation du système.

Les intérêts économiques divers n'ont pas toujours favorisé la promotion du médicament générique, surtout pour des systèmes de tarification qui, comme au Congo, sont basés sur des marges ad 'valorem. Plus le prix d'achat du médicament est élevé et plus la marge est forte, ce qui est favorable aux intérêts économiques. Mais l'obligation pour les pouvoirs publics de faire coïncider les intérêts de santé publique avec les intérêts économiques devrait inciter à la mise en place des outils permettant à l'ensemble de la population de disposer de médicaments de qualité sans que cela les appauvrisse ; c'est l'un des objectifs de la couverture sanitaire universelle.

---

[2] *Données issues du Rapport des comptes de la santé, Exercice 2019-2020.*

3. POURQUOI UN INDICATEUR DES PRIX DES MÉDICAMENTS GÉNÉRIQUES

L'objectif mondial d'amélioration de l'accès aux médicaments a favorisé le développement du marché du médicament générique. De très nombreuses formes génériques sont fabriquées pour un même médicament de référence, par des fabricants d'origines variées. Mais, en raison de faiblesses observées dans la mise en œuvre des procédures d'autorisation de mise sur le marché des médicaments dans plusieurs pays d'Afrique, on observe une multiplicité des médicaments génériques pour le même princeps, sur le même marché, sans valeur ajoutée. L'impact économique attendu de la substitution des médicaments princeps par les médicaments génériques n'est pas perceptible en raison de la variabilité des prix de ces médicaments dont certains sont très proches, voire supérieurs à ceux des médicaments princeps.

La prescription des médicaments en dénomination commune internationale est l'un des moyens de promotion des médicaments génériques. Mais, au regard de la variété des prix, celle-ci ne favorise pas toujours l'amélioration de l'accès. La dénomination commerciale disponible au point de dispensation n'est pas toujours compatible avec le pouvoir d'achat du patient d'une part, et d'autre part l'intérêt financier du dispensateur n'est pas toujours compatible avec le choix de la forme générique la moins chère.

L'indicateur de prix des médicaments génériques est un répertoire non exhaustif des médicaments génériques en circulation dans le pays avec leur prix de vente au public, dans les officines de pharmacie privées. Il répond aux exigences de l'Organisation mondiale de la Santé, contenues dans la Résolution WHA 72.8 sur l'amélioration de la transparence des marchés des médicaments, vaccins et d'autres produits sanitaires. Il donne l'opportunité aux pouvoirs publics de disposer d'un outil pour le renforcement des capacités de sélection des médicaments génériques avec un meilleur impact économique.

La vulgarisation de ce répertoire permettra aux populations de connaitre les médicaments, mais aussi leurs prix et de choisir ceux qui conviennent à leur capacité financière. Son utilisation contribuera très certainement à faire baisser le coût de la prise en charge des maladies en général et particulièrement, celui du médicament.

L'indicateur de prix permet aux professionnels de santé de mieux connaitre les médicaments génériques et d'en assurer une substitution adéquate en veillant au respect du groupe générique tel que défini par la législation en vigueur et aux capacités financières des patients.

Il peut également constituer un outil de sélection des médicaments à inclure dans la liste des médicaments remboursables par l'assurance maladie, ce qui éviterait que le médicament ne constitue un goulot d'étranglement pour le système.

L'indicateur des prix des médicaments génériques est un outil de promotion du bon usage de médicament. Son utilisation permettra d'éviter le choix aléatoire des médicaments sur une ordonnance, fréquemment observé, en raison de leur faible accessibilité financière. L'exécution incomplète d'une ordonnance est préjudiciable pour la bonne observance du traitement. Le remplacement d'un médicament, par un autre moins cher, permet de lever cette barrière.

Il constitue enfin un outil pour la lutte contre les circuits illicites des médicaments dont l'un des fondements est leur prix élevé dans les circuits officiels de distribution. La connaissance des prix des médicaments les moins chers devrait donc amener les populations vers les officines et les pharmacies des formations sanitaires qui devront prendre les dispositions pour rendre disponibles les médicaments les moins chers.

L'indicateur de prix des médicaments génériques a été élaboré sur la base de la liste des médicaments essentiels du Congo qui regroupe les médicaments répondant aux besoins essentiels des populations et à partir d'informations sur les prix des médicaments, collectées auprès des organes de distribution en gros des médicaments et des officines de pharmacie privées.

Cette première édition n'est pas exhaustive. Certains médicaments ne présentant pas plus d'une forme générique n'ont pas été pris en compte. D'autres également, n'ont pas été inclus en raison de la spécificité de leur prescription. Toutefois, l'indicateur se veut dynamique avec des mises à jour régulières, au fur et à mesure de l'introduction de nouveaux médicaments génériques et du retrait d'autres, sur le marché national.

4. COMMENT UTILISER L'INDICATEUR DE PRIX DES MÉDICAMENTS GÉNÉRIQUES

L'Indicateur de prix des médicaments génériques se présente en 2 parties :

- Le comparateur des prix par classe pharmacologique ;
- La liste des médicaments génériques les moins chers par ordre alphabétique.

Le comparateur de prix présente pour chaque classe pharmaceutique, les médicaments les plus utilisés au Congo, répondant aux schémas thérapeutiques nationaux et autres directives de prise en charge des maladies.

Ces médicaments sont présentés sous leurs dénominations communes internationales, par forme, par dosage et par conditionnement.

Pour chaque médicament, les dénominations commerciales disponibles au Congo sont listées, avec leur prix de vente au public le plus bas tel qu'obtenu auprès des trois plus grands fournisseurs locaux des médicaments : Société Équatoriale pharmaceutique (SEP), Ubipharm-Congo et Laborex. Ces dénominations commerciales sont classées par ordre de prix croissant, du moins cher au plus cher.

Étant donné qu'un même médicament peut se présenter sous plusieurs conditionnements différents, le prix de chacun a été ramené à l'unité de prise (comprimé, cuillerée, ampoule, etc.) afin de permettre une comparaison des prix. Le médicament générique le moins cher pour la même forme et le même dosage quel que soit le conditionnement, a ainsi été identifié. Lorsque le médicament de référence ou princeps a été disponible, il a été inclus au comparateur en gras, avec son prix de vente au public.

La liste des médicaments génériques les moins chers présente le résultat de la comparaison des prix des différentes dénominations du même médicament. Il indique pour chaque dénomination commune internationale, le nom du générique le moins cher disponible dans les officines de pharmacie au Congo.

Les utilisateurs peuvent, sur la base du nom du médicament mentionné sur leur prescription, retrouver la dénomination commune internationale puis les différents équivalents génériques disponibles. Ils peuvent ensuite comparer les prix de ces équivalents génériques et choisir celui qui correspond à leur capacité d'achat à défaut de sélectionner le moins cher.

Ainsi, l'indicateur de prix des médicaments génériques au Congo se présente comme un outil pratique, en faveur de l'amélioration de l'accès des populations aux soins en général et aux médicaments en particulier.

PARTIE I

COMPARATEUR DES PRIX DES MÉDICAMENTS PAR CLASSE PHARMACOLOGIQUE

I. LES ANTALGIQUES

1. Paracétamol

Paracétamol 125 mg / 5ml suspension buvable flacon de 100 ml			
	Dénomination	*Prix pour 1 flacon*	*Prix pour 5 ml*
	Parason	995	50
	Roipar	1417	71
	Nesteffer	1559	76
Paracétamol 250 mg / 5ml suspension buvable flacon de 100 ml			
	Dénomination	*Prix pour 1 flacon*	*Prix pour 5 ml*
	Panadol	1250	63
	Panol	1390	70
	Doliprane	1675	84
	Parol	1914	96
Paracétamol 500 mg comprimé, plaquette de 10			
	Dénomination	*Prix pour 1 plaquette*	*Prix pour 1 comprimé*
	Paracétamol UBI	153	16
	Panol	212	22
	Parol	497	50
Paracétamol 500 mg comprimé, boite de 20			
	Dénomination	*Prix pour 1 boite*	*Prix pour 1 comprimé*
	Andol	750	38
	Cetamyl	825	42
	Apramol	925	47
	Panol	1065	54
	Panadol Actifast	1915	96

Paracétamol 500 mg comprimé effervescent, boite de 16			
	Dénomination	*Prix pour 1 boite*	*Prix pour 1 comprimé*
	Andol	1050	66
	Cetamyl	1150	72
	Dolimex	1205	76
	Doliprane	1220	77
	Apramol	1305	82
	Parafizz	1490	94
	Panalgic	1560	98
	Efferalgan	1618	102
	Nesteffer	1705	107
	Gefmol	2450	153
Paracétamol 1000 mg comprimé effervescent, boite de 8			
	Dénomination	*Prix pour 1 boite*	*Prix pour 1 comprimé*
	Andol	1090	137
	Dolimex	1135	142
	Apramol	1280	160
	Dolostop	1280	160
	Parafizz	1465	184
	Doliprane	1475	185
	Efferalgan	1505	188
	Nesteffer	1705	213
	Gefmol	2906	364
Paracétamol 1 g / 100 ml solution injectable IV, flacon de 100 ml			
	Dénomination	*Prix pour 1 flacon*	
	Cetalgic	1415	
	Pamol	1590	
	Paracétamol KABI	1610	
	Neutropar	1690	
	Paralux	1850	

	Paraceta M	2230	
	Genpar	2130	
	Apotel Max	2270	
	Dolimex	2270	
	Roipar	2485	

Les génériques le moins chers de Paracétamol sont :

- *Panadol, suspension buvable de 250 mg / 5 ml en flacon de 100 ml ;*
- *Paracétamol Ubi, plaquette de 10 comprimés de 500 mg ;*
- *Andol, boite de 8 comprimés effervescents de 1 g ;*
- *Cétalgic, solution injectable IV de 1g en flacon de 10 ml.*

2. Tramadol

Tramadol 50 mg comprimé, boite de 10			
	Dénomination	*Prix pour 1 boite*	*Prix pour 1 comprimé*
	Zamudol LP	2215	222
	T-Dolrapide	2410	241
	Talodol	2580	258
	Tramadol Denk	2980	298
	Orozamudol	3120	312
Tramadol 50 mg comprimé, boite de 20			
	Dénomination	*Prix pour 1 boite*	*Prix pour 1 comprimé*
	Tramagen	3050	153
	Tramadol	3615	181
Tramadol 100 mg/2ml solution injectable, boite de 5			
	Dénomination	*Prix pour 1 boite*	*Prix pour 1 ampoule*

	Tramagen	3190	638
	Tramfiz	3545	709
	Tramadis	3560	712
	Trabar	4770	954

Les génériques les moins chers de Tramadol sont :

- *Tramagen, boite de 20 comprimés de 50 mg ;*
- *Tramagen, boite de 5 ampoules injectables de 100 mg / 2 ml.*

3. Tramadol + Paracétamol

Tramadol 37,5 mg + Paracétamol 325 mg comprimé, boite de 10			
	Dénomination	*Prix pour 1 boite*	*Prix pour 1 comprimé*
	Datramol	1845	185
	Febrex TM	2130	213
	Tramacetal	2340	234
	Talodol-P	2780	278
	Dol-P	3250	325
Tramadol 37,5 mg + Paracétamol 325 mg comprimé, boite de 20			
	Dénomination	*Prix pour 1 boite*	*Prix pour 1 comprimé*
	Febrex TM	1090	109
	Antalgex-T	1280	128
	Tramapa	1900	190
	Doloforte Denk	2550	255

Le générique les moins cher de Tramadol + Paracétamol est Febrex TM, boite de 20 comprimés.

II. LES ANTIINFLAMMATOIRES NON STEROIDIENS

1. Ibuprofène

Ibuprofène 20 mg / ml suspension buvable, flacon de 150 ml			
	Dénomination	*Prix pour 1 flacon*	*Prix pour 5 ml*
	Algofène	2125	70
	Sirofen	2625	88
Ibuprofène 20 mg / ml suspension buvable, flacon de 200 ml			
	Dénomination	*Prix pour 1 flacon*	*Prix pour 5 ml*
	Ibuprofène GH	1615	41
	Paidofébril	2835	71
	Ibufen	2980	75
	Advilmed	3035	76
Ibuprofène 40 mg / ml suspension buvable, flacon de 100 ml			
	Dénomination	*Prix pour 1 flacon*	*Prix pour 5 ml*
	Brustan	2155	108
	Pedifen pédiatrique	2695	135
	Brufen	3460	173
Ibuprofene 200 mg comprimé, boite de 20			
	Dénomination	*Prix pour 1 boite*	*Prix pour 1 comprimé*
	Advil	1505	76
	Trifene	1630	82

Ibuprofene 400 mg comprimé, boite de 20			
	Dénomination	*Prix pour 1 boite*	*Prix pour 1 comprimé*
	Ibuprofène Lupha	925	47
	Brustan	1450	725
	Ibuprofène BGR	1530	77
	Trifene	1700	85
	Ibufen	2130	107
	Spifen	2295	115
	Advilmed	2310	116
	BD Fen	2725	137
Ibuprofène 400 mg comprimé, boite de 30			
	Dénomination	*Prix pour 1 boite*	*Prix pour 1 comprimé*
	Brustan	2157	72
	Pedifen	2480	83
	Brufen	2765	93
	Bufalgan	2795	94
Ibuprofène 400 mg comprimé, plaquette de 10			
	Dénomination	*Prix pour 1 boite*	*Prix pour 1 comprimé*
	Ibuprofène Ubi	310	31
	Ibuprofène Lupha	475	48
	Ibuprofène Denk	835	84

Les génériques les moins chers d'Ibuprofène sont :

- *Ibuprofen GH, suspension buvable de 20 mg/ml en flacon de 200 ml ;*
- *Ibuprofène Ubi, plaquette de 10 comprimés de 400 mg.*

2. Ibuprofène + Paracétamol

Ibuprofène + Paracétamol 100 mg / 162 mg suspension buvable, flacon de 60 ml			
	Dénomination	*Prix pour 1 flacon*	*Prix pour 5 ml*
	Ibumol	1560	130
	Asmoflam	2525	211
	Painex	2600	217
Ibuprofène + Paracétamol 100 mg / 162 mg suspension buvable, flacon de 100 ml			
	Dénomination	*Prix pour 1 flacon*	*Prix pour 5 ml*
	Sekalgic	1345	68
	Parib	1460	73
	Ibumol	1560	78
	Brustan	2155	108
	Profenol	2155	108
Ibuprofène + Paracétamol 400 mg / 325 mg comprimé, boite de 10			
	Dénomination	*Prix pour 1 boite*	*Prix pour 1 comprimé*
	Supafen	1080	108
	Parib C	1135	114
	Ibumol	1290	129
	Brustan	1390	139
	Painex	1900	190
Ibuprofène + Paracétamol 400 mg / 325 mg comprimé, boite de 20			
	Dénomination	*Prix pour 1 boite*	*Prix pour 1 comprimé*
	Profenol	2055	103
	Brustan	2195	110
	Dolbufen	2470	124

	Asmoflam	4255	213
Ibuprofène + Paracétamol 400 mg/325 mg comprimé, boite de 30			
	Dénomination	*Prix pour 1 boite*	*Prix pour 1 comprimé*
	Kilmol	2835	95
	Ibumol	3250	109

Les génériques les moins chers d'Ibuprofène + Paracétamol sont :

- *Sekalgic, suspension buvable de 100 mg / 162 mg en flacon de 100 ml ;*
- *Kilmol, boite de 30 comprimés de 400 mg / 325 mg.*

3. Kétoprofène

Kétoprofène 50 mg gélule, boite de 24			
	Dénomination	*Prix pour 1 boite*	*Prix pour 1 comprimé*
	Ketoflex	1915	80
	Profenid	2225	93
Kétoprofène 100 mg comprimé, boite de 20			
	Dénomination	*Prix pour 1 boite*	*Prix pour 1 comprimé*
	Kétoprofène BGR LP	2125	107
	Bi Profenid LP	4225	212
Kétoprofène 100 mg comprimé, boite de 30			
	Dénomination	*Prix pour 1 boite*	*Prix pour 1 comprimé*
	Ketoprofen GH	1630	55
	Prokefen	1800	60

	Profenid	3830	128
Kétoprofène 100 mg comprimé, plaquette de 10			
	Dénomination	*Prix pour 1 boite*	*Prix pour 1 comprimé*
	Kétoprofène Ubi	640	64
Kétoprofène 100 mg suppositoire, boite de 10			
	Dénomination	*Prix pour 1 boite*	*Prix pour 1 comprimé*
	Prokefen	1730	173
	Ketoflex	1915	192
Kétoprofène 100 mg suppositoire, boite de 12			
	Dénomination	*Prix pour 1 boite*	*Prix pour 1 comprimé*
	Kétoprofène GH	1770	148
	Profenid	2705	226

Les génériques les moins chers de Kétoprofène sont :

- *Ketoflex, boite de 24gelules de 50 mg ;*
- *Kétoprofène Ubi, plaquette de 10 comprimés de 100 mg ;*
- *Kétoprofène GH, boite de 12 suppositoires de 100 mg.*

4. Diclofénac

Diclofénac 50 mg comprimé, plaquette de 10			
	Dénomination	*Prix pour 1 boite*	*Prix pour 1 comprimé*
	Diclofénac Ubi	385	39
	Diclo Denk	546	55
	Dynapar EC	652	66
Diclofénac 50 mg comprimé, boite de 20			
	Dénomination	*Prix pour 1 boite*	*Prix pour 1 comprimé*

	Dicloas	1375	69
	Dolotren	2325	117
	Diclo PH5	2625	132
Diclofénac 50 mg comprimé, boite de 30			
	Dénomination	*Prix pour 1 boite*	*Prix pour 1 comprimé*
	Diclofen	1559	52
	Dolex	1770	59
	Dicloson	2127	71
Diclofénac 100 mg comprimé, boite de 10			
	Dénomination	*Prix pour 1 boite*	*Prix pour 1 comprimé*
	Diclo Denk	1345	135
	Lofnac	1985	199
Diclofénac 100 mg comprimé, plaquette de 10			
	Dénomination	*Prix pour 1 boite*	*Prix pour 1 comprimé*
	Dynapar SR	1134	114
	Diclo Denk	1200	120
Diclofénac 100 mg suppositoire, boite de 10			
	Dénomination	*Prix pour 1 boite*	*Prix pour 1 suppositoire*
	Diclofen	1559	156
	Diclo PH5	2340	234
	Diclo Denk	2510	251
	Diclowal	2705	271
Diclofénac gel, tube de 30 g			
	Dénomination	*Prix pour 1 tube*	*Prix pour 1g*
	Dynapar	1475	49
	Dimi	1490	50
	Salifen	1700	57
	Lofnac	1770	59

	Vovgel	2125	71
	Dolomax	2270	76
	Lysoflam	2550	85
	Diclolex Power Heat	2835	94

Les génériques les moins chers de Diclofénac sont :

- *Diclofénac Ubi, plaquette de 10 comprimés de 50 mg ;*
- *Dynapar SR, plaquette de 10 comprimés ;*
- *Diclofen, boite de 10 suppositoires de 100 mg ;*
- *Dynapar gel en tube de 30g.*

III. LES ANTISPASMODIQUES

1. Phloroglucinol

Phloroglucinol 80 mg comprimé, boite de 10			
	Dénomination	*Prix pour 1 boite*	*Prix pour 1 comprimé*
	Perispam	1700	170
	Phloro-G	2310	231
	Nealgyl	2340	234
Phloroglucinol 80 mg comprimé, boite de 20			
	Dénomination	*Prix pour 1 boite*	*Prix pour 1 comprimé*
	Spasmosyl	2125	107
	Spasmocalm	2950	148
Phloroglucinol 80 mg comprimé, boite de 30			
	Dénomination	*Prix pour 1 boite*	*Prix pour 1 comprimé*
	Kinafon	2125	71
	Gynospan	2195	74
	Spasfon	2310	77
	Perispam	3685	123
Phloroglucinol ampoule injectable 4 ml, boite de 6			
	Dénomination	*Prix pour 1 flacon*	*Prix pour 1 ampoule*
	Spasfon	3075	513
Phloroglucinol suppositoire, boite de 10			
	Dénomination	*Prix pour 1 boite*	*Prix pour 1 suppositoire*
	Kinafon	2195	220
	Spasmosyl	2125	213
	Gynospan	2980	298

Les génériques les moins chers de Phloroglucinol sont :

- *Kinafon, boite de 30 comprimés de 80 mg ;*

I. *Kinafon en suppositoire.*

IV. LES ANTIALLERGIQUES

1. Cetirizine

Cetirizine 10 mg comprimé à sucer, boite de 7			
	Dénomination	*Prix pour 1 boite*	*Prix pour 1 comprimé*
	Cetix	1815	260
	Alairigix	3445	493
	Reactine Allergie	3527	504
Cetirizine 10 mg comprimé, boite de 10			
	Dénomination	*Prix pour 1 boite*	*Prix pour 1 comprimé*
	T Cet	1190	119
	Allercet	1730	173
	Allertin	2069	2069
	Alerid	2125	213
	Zylprex	3020	302
	Zyrtec	4338	434
Cetirizine 5 mg sirop, flacon de 60 ml			
	Dénomination	*Prix pour 1 flacon*	*Prix pour 5 ml*
	Genset	1415	118
	Curtec	2270	190
	Zyrtec	2806	234

Les génériques les moins chers de Cetirizine sont :

- *T Cet, boite de 10 comprimés de 10 mg ;*
- *Genset, sirop de 5 mg en flacon de 60 ml.*

2. Desloratadine

Desloratadine 5 mg comprimé à sucer, boite de 7			
	Dénomination	*Prix pour 1 boite*	*Prix pour 1 comprimé*
	Dyldes	2550	365
	Aerius	3190	456
Desloratadine 5 mg comprimés, boite de 15			
	Dénomination	*Prix pour 1 boite*	*Prix pour 1 comprimé*
	Desloratadine BGR	2550	170
	Lotaridex	3105	207
	Desloratadine GH	3190	213
	Allergus	3246	217
	Sotadine	3545	237
	Dyldes	3830	256
	Deslor	5245	350
	Aerius	6335	423
Desloratadine 2,5 mg sirop, flacon de 60 ml			
	Dénomination	*Prix pour 1 flacon*	*Prix pour 5 ml*
	Alrat	2550	213
	Lorit	2835	237
	Akerol	3545	296
	Aerius	4260	355

Les génériques les moins chers de Desloratadine sont :

- *Desloratadine BGR, boite de 15 comprimés de 5 mg ;*
- *Alrat, sirop de 2,5 mg en flacon de 60 ml.*

3. Prednisolone

Prednisolone 20 mg comprimé, boite de 20			
	Dénomination	*Prix pour 1 boite*	*Prix pour 1 comprimé*
	Predni	3235	162
	Prednisolone BGR	4250	213
	Cotipred	4665	234
	Isolone	4680	234

Le générique le moins cher de prednisolone est Predni, boite de 20 comprimés de 20 mg.

V. LES ANTIBIOTIQUES

1. Amoxicilline

Amoxicilline 125 mg / 5 ml suspension buvable, flacon de 60 ml			
	Dénomination	*Prix pour 1 flacon*	*Prix pour 5 ml*
	Amoxicilline UBI	1230	103
	Amoxicilline Creacil	1805	151
Amoxicilline 250 mg / 5 ml suspension buvable, flacon de 60 ml			
	Dénomination	*Prix pour 1 flacon*	*Prix pour 5 ml*
	Amoxicilline UBI	1220	102
	Amodex	1415	118
	Medomox	1415	118
	Bactox Ge	1840	154
	Neomox	2270	190
Amoxicilline 250 mg / 5 ml suspension buvable, flacon de 100 ml			
	Dénomination	*Prix pour 1 flacon*	*Prix pour 5 ml*
	Alfamox	2835	142
Amoxicilline 250 mg comprimé dispersible, boite de 20			
	Dénomination	*Prix pour 1 boite*	*Prix pour 1 comprimé*
	Amoxicilline IG	2460	123
Amoxicilline 500 mg gélule, boite de 12			
	Dénomination	*Prix pour 1 boite*	*Prix pour 1 comprimé*

	Medomox	1420	119
	Amodex	1460	122
	Linmox	1560	130
	Amoxicilline Creacil	1730	145
	Clamoxyl	1760	147
Amoxicilline 500 mg gélule, plaquette de 10			
	Dénomination	*Prix pour 1 boite*	*Prix pour 1 comprimé*
	Amoxicap	780	78
Amoxicilline 500 mg gélule, plaquette de 12			
	Dénomination	*Prix pour 1 boite*	*Prix pour 1 comprimé*
	Medomox	710	60
	Amoxicilline Ubi	995	83
	Linmox	1190	100
Amoxicilline 500 mg comprimé, boite de 20			
	Dénomination	*Prix pour 1 boite*	*Prix pour 1 comprimé*
	Imox	1915	96
	Amoxi Denk	3120	156
Amoxicilline 500 mg sachet, boite de 14			
	Dénomination	*Prix pour 1 boite*	*Prix pour 1 comprimé*
	Alfamox	3330	238
Amoxicilline 500 mg / 5 ml suspension buvable, flacon de 100 ml			
	Dénomination	*Prix pour 1 boite*	*Prix pour 1 comprimé*
	Clamoxyl	2025	102
Amoxicilline 1 g comprimé dispersible, boite de 6			
	Dénomination	*Prix pour 1 boite*	*Prix pour 1 comprimé*
	Amoxicilline Biogaran	1630	272

Amoxicilline 1 g comprimé dispersible, boite de 12			
	Dénomination	*Prix pour 1 boite*	*Prix pour 1 comprimé*
	Clamoxyl	4325	361
Amoxicilline 1 g comprimé dispersible, boite de 14			
	Dénomination	*Prix pour 1 boite*	*Prix pour 1 comprimé*
	Neomox	2835	203
	Amoxicilline Biogaran	2835	203
Amoxicilline 1 g comprimé, boite de 10			
	Dénomination	*Prix pour 1 boite*	*Prix pour 1 comprimé*
	Amoxi Denk	2835	284
Amoxicilline 1 g sachet, boite de 14			
	Dénomination	*Prix pour 1 boite*	*Prix pour 1 comprimé*
	Alfamox	4750	340

Les génériques les moins chers d'Amoxicilline sont :

- *Amoxicilline Ubi, suspension buvable de 125 mg / 5 ml en flacon de 60 ml ;*
- *Amoxicilline Ubi, suspension buvable de 250 mg / 5 ml en flacon de 60 ml ;*
- *Medomox, plaquette de 12 gélules de 500 mg ;*
- *Amoxicilline Biogaran ou Neomox, boite de 14 comprimés dispersables de 1 g.*

2. Amoxicilline + Acide clavulanique

Amoxicilline + Acide clavulanique 100 / 12,5 mg suspension buvable, flacon de 60 ml			
	Dénomination	*Prix pour 1 flacon*	*Prix pour 5 ml*
	Augmacilin	2805	234
	Imuclav Duo	3120	260
	Phimoclav	3260	272
	Clavumocid	3580	299
	Vericlav	3902	326
	Auromox Duo	4250	355
	Zamox	4695	392
	Aclav	5105	426
	Augmentin	5360	447
Amoxicilline + Acide clavulanique 250 / 31,25 mg suspension buvable, flacon de 60 ml			
	Dénomination	*Prix pour 1 flacon*	*Prix pour 5 ml*
	Fleming	2262	189
	Moxiland	3898	325
	Amplex DS	4225	352
	Augmacilin	4325	360
	Auromox Duo fort	4960	413
	Vericlav	5094	424
Amoxicilline + Acide clavulanique 500 / 62,5 mg comprimé, boite de 16			
	Dénomination	*Prix pour 1 boite*	*Prix pour 1 comprimé*
	Kiraclav	4725	295
	Amfocin	4750	297
	Amoxiclav Denk	4960	310
	Fixiclav	4962	310
	Augmentin	6081	380

Amoxicilline + Acide clavulanique 1000 / 125 mg sachet, boite de 16			
	Dénomination	*Prix pour 1 boite*	*Prix pour 1 comprimé*
	Genclav	7088	443
	Phimoclav	7555	472
	Maxiclav	7670	477
	Aclav	8435	527
	Moxiland	8505	531
	Saphir	8520	532
	Soclav	8650	541
Amoxicilline + Acide clavulanique 1 g / 200 mg ampoule injectable, boite de 1			
	Dénomination	*Prix pour 1 boite*	
	Moxiland	2269	
	Clavicin	2525	
	Clavuject	2550	
	Sotamox	2835	
	Beclav	2835	
	Amplex	2870	
	Aclav	3260	
	Clanoxy	3405	
	Vericlav	3547	

Les génériques les moins chers d'Amoxicilline + Acide clavulanique sont :

- *Augmacillin, suspension buvable de 100/12,5 mg en flacon de 60ml ;*
- *Fleming, suspension buvable de 250/31,25 mg en flacon de 60ml ;*
- *Kiraclav, boite de 16 comprimés de 500/62,5 mg ;*
- *Genclav, boite de 16 sachets 1000/125mg ;*

Moxiland, ampoule injectable de 1000/200mg.

3. Ciprofloxacine

Ciprofloxacine 250 mg comprimé, boite de 14			
	Dénomination	*Prix pour 1 boite*	*Prix pour 1 comprimé*
	Ciprofloxacine Vir	1757	125
	Cipronat	2835	202
Ciprofloxacine 500 mg comprimé, boite de 10			
	Dénomination	*Prix pour 1 boite*	*Prix pour 1 comprimé*
	Cician	995	99
	Cipromed	1700	170
	Cipromed	1701	170
	Fluoxine	2650	265
	Cipro Denk	4250	425
	Cifran	5275	527
	Cinabac	5670	567
	Tyflox	8860	886
Ciprofloxacine 500 mg comprimé, boite de 14			
	Dénomination	*Prix pour 1 boite*	*Prix pour 1 comprimé*
	Ciprofloxacine Vir	2705	193
	Neucipro	2806	200
	Cipronat	3405	243
Ciprofloxacine 750 mg comprimé, boite de 10			
	Dénomination	*Prix pour 1 boite*	*Prix pour 1 comprimé*
	Ciprofloxacine Ubi	1453	145
	Fluoxine	3204	320
	Zoflox	4250	425
	Cipro Denk	4535	435
	Floxin	5390	539
	Ciprozed	5670	567

Ciprofloxacine 1000 mg comprimé, boite de 10			
	Dénomination	*Prix pour 1 boite*	*Prix pour 1 comprimé*
	Ciprolent XR	4535	453
	Cifran OD	11340	113
Ciprofloxacine 200 mg solution injectable, flacon de 100 ml			
	Dénomination	*Prix pour 1 flacon*	
	Ciprofloxacine Kabi	2240	
	Ciprofloxacine Pan	2465	
	Neucipro	2806	
	Cipronat	4250	
	Boncipro	4250	

Les génériques les moins chers de Ciprofloxacine sont :

- *Ciprofloxacine Vir, boite de 14 comprimés de 250 mg ;*
- *Cician, boite de 10 comprimés de 500 mg ;*
- *Ciprofloxacine Ubi, boite de 10 comprimés de 750 mg ;*
- *Ciprolen XR, boite de 10 comprimés de 1000 mg ;*
- *Ciprofloxacine Kabi, solution injectable de 200 mg en flacon de 100 ml.*

4. Azithromycine

Azithromycine 250 mg comprimé, boite de 6			
	Dénomination	*Prix pour 1 boite*	*Prix pour 1 comprimé*
	Azic	2835	472
	Azitrine	2835	472
	Azithrin Stride	3260	543
	Azicure	4040	673
	Azithro Denk	4250	708
	Azimo	5670	945
	Apexime	5670	945
Azithromycine 500 mg comprimé, boite de 3			
	Dénomination	*Prix pour 1 boite*	*Prix pour 1 comprimé*
	Rolicin	2835	945
	Azik	2920	973
	Azibact	3545	1182
	Aziocin	3545	1182
	Creazithro	3545	1182
	Azithrin Stride	3970	1323
	Azicure	4040	1347
	Iz-500	4250	1417
	Azithromycine Vir	4250	1417
	Azinex	4250	1417
	Vikthro	4250	1417
	Azilin	4250	1417
	Azib	4325	1442
	Azithro	4535	1512
	Macrolyn	4750	1583
	Azithro Denk	4960	1653
	AZ	5075	1692
	Azit	5345	1782
	Atmax	5390	1797

	Cazithro	5390	1797
	Atmax	5390	1797
	Azitrine	5460	1820
	Azient	5500	1850
	Apexime	5670	1890
	Aurothrin	5670	1890
	Azee	5670	1890
	Zocin	5670	1890
	Uzet	6059	2020
	Azimo	6380	2127
	Macromax	6380	2127
	Azix	6805	2268
	Zithromax	11155	3718
Azithromycine 200 mg suspension buvable, flacon de 15 ml			
	Dénomination	*Prix pour 1 flacon*	*Prix pour 5 ml*
	Azogen	2594	865
	Azit	2610	870
	Azithrin Stride	2835	945
	Azitrine	2835	945
	Azinex	2835	945
	Vikthro	2835	945
	Aurothrin	3190	1063
	Azinowel	3403	1134
	Cazithro	3544	1182
	Azi-Once	3830	1277
	Zocin	3900	1300
	Azicure	4040	1347
	Atmax	4250	1417
	Apexime	4252	1417
	Uzet	4252	1417
	Zithromax	5430	1810

Les génériques les moins chers d'Azithromycine sont :

- *Azic ou Azitrine, boite de 6 comprimés de 250 mg ;*
- *Rolicin, boite de 3 comprimés de 500 mg ;*
- *Azogen, suspension buvable de 200 mg en flacon de 15 ml.*

5. Flucloxacilline

Flucloxacilline 125 mg suspension buvable, flacon de 100 ml			
	Dénomination	*Prix pour 1 flacon*	*Prix pour 5 ml*
	Oxiclar	2980	149
	Neuclox	3235	162
Flucloxacilline 250 mg suspension buvable, flacon de 60 ml			
	Dénomination	*Prix pour 1 flacon*	*Prix pour 5 ml*
	Astaph	3435	286
Flucloxacilline 250 mg suspension buvable, flacon de 100 ml			
	Dénomination	*Prix pour 1 flacon*	*Prix pour 5 ml*
	Flukocin	2835	142
	Flucogen	3105	155
	Oxiclar	3544	177
	Fucanol	3645	182
	Neuclox DS	3870	193
	Fuclo	4465	225
	Astaph	4965	248
Flucloxacilline 500 mg gélule, boite de 12			
	Dénomination	*Prix pour 1 boite*	*Prix pour 1 comprimé*

	Neuclox	2949	246
	Fucanol	3680	307
	Astaph	4252	354
Flucloxacilline 500 mg gélule, boite de 20			
	Dénomination	*Prix pour 1 boite*	*Prix pour 1 comprimé*
	Flukocin	4253	213
Flucloxacilline 500 mg gélule, boite de 24			
	Dénomination	*Prix pour 1 boite*	*Prix pour 1 comprimé*
	Flukocin	2835	118
	Oxiclar	3405	142
	Fuclo	4680	195
	Astaph	4965	209

Les génériques les moins chers de Flucloxacilline sont :

- *Oxiclar, suspension buvable de 125 mg en flacon de 100 ml ;*
- *Flukocin, suspension buvable de 250 mg en flacon de 100 ml ;*
- *Flukocin, boite de 24 comprimés de 500 mg.*

6. Cefixim

Cefixim 40 mg suspension buvable, flacon de 40 ml			
	Dénomination	*Prix pour 1 flacon*	*Prix pour 5 ml*
	Fixim	4250	531
	Oroken	4935	617
Cefixim 100 mg suspension buvable, flacon de 30 ml			
	Dénomination	*Prix pour 1 flacon*	*Prix pour 5 ml*

	Intercef	1703	284
	Cefexol	2480	413
	Evofix	4025	671
	Zexim	5955	992
Cefixim 100 mg suspension buvable, flacon de 40 ml			
	Dénomination	*Prix pour 1 flacon*	*Prix pour 5 ml*
	Ixine	3715	464
	Fixim	6520	815
	Oroken	10065	1258
Cefixim 100 mg suspension buvable, flacon de 60 ml			
	Dénomination	*Prix pour 1 flacon*	*Prix pour 5 ml*
	Cefilex	2125	177
	Myfix	2835	236
	Meiluroxime	4400	367
	Bactoxime DS	4605	384
	Solexim	5670	472
	Tocfin	5670	472
	Indofix	6165	514
	Asmoxime	6195	514
	Melcef	6265	522
	Bekracine	6380	534
	Bonacef PD	6380	534
	Cefim	7090	591
	Fixim	7445	620
	Trixim	7925	662
	Tricef	8935	745
Cefixim 100 mg comprimé, boite de 10			
	Dénomination	*Prix pour 1 boite*	*Prix pour 1 comprimé*
	Intercef	3120	312
	Indofix	3970	397
	Cefiz DT	4250	425

	Cefison	4255	425
	Cefaloral	4535	453
Cefixim 200 mg gélule / comprimé, boite de 8			
	Dénomination	*Prix pour 1 boite*	*Prix pour 1 comprimé*
	Cefixim Biogaran	4170	521
	Oroken	10037	1255
Cefixim 200 mg gélule / comprimé, boite de 10			
	Dénomination	*Prix pour 1 boite*	*Prix pour 1 comprimé*
	Cefilex	3545	354
	Meiluroxime	3660	366
	Intercef	3815	381
	Ixine	4015	401
	Solexim	4565	456
	Fixef	4705	470
	Trusten	4680	468
	Ceevi	4820	482
	Gramocef O	4960	496
	Cefix	5105	510
	Cefaloral	5190	519
	Cefiz	5670	567
	Myfix	5670	567
	Sufix	5670	567
	Tocfin	5670	567
	Indofix	5815	581
	Bekracine	6380	638
	Cefison	6380	638
	Bactoxime DT	6735	673
	Asmoxime	7090	709
	Bonacef	7090	709
	Trimix	7375	737
	Fixim	7445	744
	Cefidis	7500	750

	Cielcef	7545	754
	Umexim	9810	981
Cefixim 400 mg gélule / comprimé, boite de 5			
	Dénomination	*Prix pour 1 boite*	*Prix pour 1 comprimé*
	Cefexol	5200	1040
	Fixim	7445	1489
Cefixim 400 mg gélule / comprimé, boite de 6			
	Dénomination	*Prix pour 1 boite*	*Prix pour 1 comprimé*
	Melcef	6920	1153
	Cefim	8225	1371
Cefixim 400 mg gélule / comprimé, boite de 10			
	Dénomination	*Prix pour 1 boite*	*Prix pour 1 comprimé*
	Indofix	7090	709
	Cefison	8505	850
	Ceficap	8650	865
	Sufix	11340	1134

Les génériques les moins chers de Cefixim sont :

- *Fixim, suspension buvable de 40 mg en flacon de 40 ml ;*
- *Cefilex, suspension buvable de 100 mg en flacon de 60 ml ;*
- *Intercef, boite de 10 comprimés de 100 mg ;*
- *Cefilex, boite de 10 gélules de 200 mg ;*
- *Indofix, boite de 10 comprimés de 400 mg.*

7. Métronidazole

Métronidazole 125 mg suspension buvable, flacon de 100 ml			
	Dénomination	*Prix pour 1 flacon*	*Prix pour 5 ml*
	Métronidazole Ubi	665	33
	Metronidazol QT	1230	61
	Métronidazole	1340	67
Métronidazole 125 mg suspension buvable, flacon de 120 ml			
	Dénomination	*Prix pour 1 flacon*	*Prix pour 5 ml*
	Flagyl	2550	106
Métronidazole 250 mg comprimé, boite de 10			
	Dénomination	*Prix pour 1 boite*	*Prix pour 1 comprimé*
	Métronidazole Ubi	196	20
	Nidazole	1770	88
	Flagyl	2750	137
Métronidazole 500 mg comprimés, boite de 10			
	Dénomination	*Prix pour 1 boite*	*Prix pour 1 comprimé*
	Metronidaz QT	460	46
	Métronidazole Creat	630	63
Métronidazole 500 mg comprimés, boite de 14			
	Dénomination	*Prix pour 1 boite*	*Prix pour 1 comprimé*
	Flagyl	2380	170
Métronidazole 500 mg ovule, boite de 20			
	Dénomination	*Prix pour 1 boite*	*Prix pour 1 comprimé*
	Nidazole	2255	113
	Métronidazole Creazole	2610	130

Métronidazole 500 mg solution injectable pour perfusion, flacon de 100 ml			
	Dénomination	*Prix pour 1 flacon*	
	Metronidazole Ubi	1315	
	Metronex	1845	

Les génériques les moins chers de Métronidazole sont :

- *Métronidazole Ubi, suspension buvable de 125 mg en flacon de 100 ml ;*
- *Métronidazole Ubi, boite de 10 comprimés de 250 mg ;*
- *Metronidaz QT, boite de 10 comprimés de 500 mg ;*
- *Nidazole, boite de 20 ovules de 500mg ;*
- *Métronidazole Ubi, solution injectable de 500 mg en flacon de 100 ml.*

8. Doxycycline

Doxycycline 100 mg comprimé, boite de 20			
	Dénomination	*Prix pour 1 boite*	*Prix pour 1 comprimé*
	Doxycycline CRE	850	42
	Longamycine	3260	163
	Doxy Denk	3900	196
	Doxynor	4250	212
Doxycycline 200 mg comprimé, boite de 8			
	Dénomination	*Prix pour 1 boite*	*Prix pour 1 comprimé*
	Longamycine	2040	255
	Doxy Denk	2125	266
	Doxy	2450	306
Doxycycline 200 mg comprimé, boite de 10			
	Dénomination	*Prix pour 1 boite*	*Prix pour 1 comprimé*
	Gynecline	2665	266

Les génériques les moins chers de Doxycycline sont :

- *Doxycycline CRE, boite de 20 comprimés de 100 mg ;*
- *Longamycine, boite de 8 comprimés de 200 mg.*

9. Cotrimoxazole ou Sulfamethoxazole + Triméthoprime

Cotrimoxazole 240 mg suspension buvable, flacon de 100 ml			
	Dénomination	*Prix pour 1 flacon*	*Prix pour 5 ml*
	Cotrim LAPR	1530	76
	Bibactin	1560	78
	Cotrimoxazole Ubi	1575	79
	Phartrim	2125	106
	Uclaprim	2125	106
Cotrimoxazole 480 mg comprimé, plaquette de 10			
	Dénomination	*Prix pour 1 plaquette*	*Prix pour 1 comprimé*
	Cotrimoxazole Ubi	269	27
Cotrimoxazole 480 mg comprimé, boite de 20			
	Dénomination	*Prix pour 1 boite*	*Prix pour 1 comprimé*
	Phartrim	995	50
	Uclaprim	1715	86
Cotrimoxazole 960 mg comprimé, plaquette de 10			
	Dénomination	*Prix pour 1 plaquette*	*Prix pour 1 comprimé*
	Cotrim Fort CRE	689	70
	Cotrimoxazole Fort Ubi	820	82
	Uclaprim forte	1700	170
	Phartrim forte	1870	187

Les génériques les moins chers de Cotrimoxazole sont :

- *Cotrim LAPR, suspension buvable de 240 mg en flacon de 100 ml ;*
- *Cotrimoxazole Ubi, plaquette de 10 comprimés de 480 mg ;*
- *Cotrim Fort CRE, plaquette de 10 comprimés de 960 mg.*

10. Ofloxacine

Ofloxacine 200 mg comprimé, boite de 10			
	Dénomination	*Prix pour 1 boite*	*Prix pour 1 comprimé*
	Ketaflox	2835	283
	Albact	2850	285
	Ofloxyl	2980	298
	Orixo	3545	354
	Normet	3545	354
	Oflomax	3560	356
	Jivofloxin	4110	411
	Oflocine	4252	425
	Oflomac	4252	425
	M-Oflox	4665	466
	Inter O2	4685	468
	Quinolox	4960	496
	Umeflox	5730	573
	Oflocet	7020	702
Ofloxacine 400 mg comprimé, boite de 10			
	Dénomination	*Prix pour 1 boite*	*Prix pour 1 comprimé*
	Ketaflox	4965	496
	Orixo	5315	531
Ofloxacine 200 mg solution injectable, flacon de 100 ml			
	Dénomination	*Prix pour 1 flacon*	
	Oflocine	4960	
	Oflomac	5670	

Les génériques les moins chers d'Ofloxacine sont :

- *Ketaflox, boite de 10 comprimés de 200 mg ;*
- *Ketaflox, boite de 10 comprimés de 400 mg ;*
- *Oflocine, solution injectable de 200 mg en flacon de 100 ml.*

11. Ofloxacine + Ornidazole

Ofloxacine 200 mg + Ornidazole 500 mg comprimés, boite de 10			
	Dénomination	*Prix pour 1 boite*	*Prix pour 1 comprimé*
	Niflox	2365	236
	Aarloflox-OZ	2835	283
	Loobid	3970	397
	Flaxor	4255	425
	Oflomac OZ	4695	469
	O-Orni	4750	475
	Oflozole	4890	489
	Mixobact	5400	540
	Ornilox	5670	567
	Co-Orixo	5670	567
	Oroxine	5670	567
	Oflor	8505	850
	Floxo-OZ	9345	934

Le générique le moins cher d'Ofloxacine + Ornidazole est Niflox, boite de 10 comprimés de 500 mg.

12. Levofloxacine

Levofloxacine 500 mg comprimé, boite de 5			
	Dénomination	*Prix pour 1 boite*	*Prix pour 1 comprimé*
	Levoray	3600	720
	Levomac	5670	1134
	Levocine	8135	1627

	Tavanic	14175	2835
Levofloxacine 500 mg comprimé, boite de 10			
	Dénomination	*Prix pour 1 boite*	*Prix pour 1 comprimé*
	Levoas	4255	425
	Levobact	4960	496
	Viklevo	7090	709
	Floxira	7090	709
	Zoline	7090	709
	Livozed	8365	836
	Levotop	8930	893
	Levocine	13555	1355
Levofloxacine 750 mg comprimé, boite de 5			
	Dénomination	*Prix pour 1 boite*	*Prix pour 1 comprimé*
	Mepafloxin	6395	1729
Levofloxacine 750 mg comprimé, boite de 10			
	Dénomination	*Prix pour 1 boite*	*Prix pour 1 comprimé*
	Levobact	6380	638
Levofloxacine 5 mg / ml solution injectable, flacon de 100 ml			
	Dénomination	*Prix pour 1 flacon*	
	Livozed	7090	
	Levoflox Denk	10635	
	Tavanic	21265	

Les génériques les moins chers de Levofloxacine sont :

- *Levoas, boite de 10 comprimés de 500 mg ;*
- *Levobact, boite de 10 comprimés de 750 mg ;*
- *Livozed, solution injectable de 5 mg / ml en flacon de 100 ml.*

VI. LES ANTIFONGIQUES

1. Kétoconazole

Kétoconazole 2% crème, tube de 15 g			
	Dénomination	*Prix pour 1 tube*	*Prix pour 1g*
	Kétocon	1320	88
	Ketovid	1520	101
	Conasec	1560	104
	Nizoderm	1970	131
	Micozal	2025	135
	Kazol	2125	142
	Phytoral	3155	210
	Kétoderm	4225	282
Kétoconazole 2% crème, tube de 30 g			
	Dénomination	*Prix pour 1 tube*	*Prix pour 1g*
	Dizonal	3545	118
	Ketonex	4225	141
	Keozol	4265	142
	Ketomed	4411	147
Kétoconazole 200 mg, comprimé, boite de 10			
	Dénomination	*Prix pour 1 boite*	*Prix pour 1 comprimé*
	Ketomed	3830	383
	KNZ	5400	540
	Phytoral	6055	605

Les génériques les moins chers de Ketoconazole sont :

- *Ketocon 2% crème en tube de 15 g ;*
- *Ketomed, boite de 10 comprimés de 200 mg.*

2. Fluconazole

Fluconazole 50 mg suspension buvable, flacon de 60 ml			
	Dénomination	*Prix pour 1 flacon*	*Prix pour 5 ml*
	Flugen	1690	141
	Flucazole	2650	221
	Mycova	2780	232
	Candi	4250	354
Fluconazole 100 mg comprimé/gélule, boite de 10			
	Dénomination	*Prix pour 1 boite*	*Prix pour 1 comprimé*
	Flugen	2040	204
	Flucona Denk	2410	241
	Mycova	2525	2525
	Flucazole	2780	278
Fluconazole 150 mg comprimé / gélule, boite de 1			
	Dénomination	*Prix pour 1 boite*	
	Flucomyc	385	
	Flucowood	510	
	Flucian	540	
	Forcan	1420	
	Tartizole	1420	
	Flucona Denk	1560	
	Canaflucan	2480	
	Fluomac	3405	
	Diflucan	9385	
Fluconazole 150 mg comprimé / gélule, boite de 4			
	Dénomination	*Prix pour 1 boite*	*Prix pour 1 comprimé*
	Mukestat	2820	705
	Candi	5670	1417
	Vikflu	5670	1417

Les génériques les moins chers de Fluconazole sont :

- *Flugen, suspension buvable de 50 mg en flacon de 60 ml ;*
- *Flugen, boite de 10 comprimés 100 mg ;*
- *Flucomyc, boite de 1 comprimé de 150 mg.*

3. Terbinafine

Terbinafine 1% crème, tube de 15 g			
	Dénomination	*Prix pour 1 tube*	*Prix pour 1g*
	Terbex	2130	142
	Terfina	2340	156
	Lamifen	2810	187
	Nofong	2835	189
	Terbinol	3190	213
	Teguma	3275	218

Le générique le moins cher de Terbinafine est Terbex 1% crème en tube de 15 g.

VII. LES ANTIPALUDIQUES

1. Artemether + Lumefantrine

Artemether + Lumefantrine 15 / 90 mg suspension buvable, flacon de 30 ml			
	Dénomination	*Prix pour 1 flacon*	*Prix pour 5 ml*
	Gen M	1405	234
Artemether + Lumefantrine 15 / 90 mg suspension buvable, flacon de 60 ml			
	Dénomination	*Prix pour 1 flacon*	*Prix pour 5 ml*
	Lumiter	1590	132
	Combiart	2550	212
	Artrim	3544	295
Artemether + Lumefantrine 20 / 120 mg suspension buvable, flacon de 30 ml			
	Dénomination	*Prix pour 1 flacon*	*Prix pour 5 ml*
	Artefan	1415	236
	Acure	1560	260
	BImalaril Nourrisson	1615	269
Artemether + Lumefantrine 20 / 120 mg suspension buvable, flacon de 60 ml			
	Dénomination	*Prix pour 1 flacon*	*Prix pour 5 ml*
	ALM	2195	183
Artemether + Lumefantrine 20 / 120 mg comprimé dispersible, boite de 6			

	Dénomination	*Prix pour 1 boite*	*Prix pour 1 comprimé*
	Falciart DT	709	118
	Pharlumi	851	142
	Plufentrine	865	144
	Tonlum	995	166
	Artefan	1063	177
	Cofantrine	1134	189
	Palumil	1135	189
	Falcoria	1177	196
	Paluva	1276	217
	Palumel	1405	234
	Lumiforte DT	1417	236
	R-Lume	1417	236
	Bimalaril	1615	269
	Lumiter DT	3686	614
Artemether + Lumefantrine 20 / 120 mg comprimé, boite de 24			
	Dénomination	*Prix pour 1 boite*	*Prix pour 1 comprimé*
	Cofantrine	1840	77
	Laritem	2055	86
	Combiart	2765	115
	Lumartem	3260	136
	Lumfart	3417	142
	Artefan	3544	148
Artemether + Lumefantrine 40 / 240mg suspension buvable, flacon de 30 ml			
	Dénomination	*Prix pour 1 flacon*	*Prix pour 5 ml*
	Artefan	2125	354
	Acure	2270	378
	Bimalaril Enfant	2705	451

	Dénomination	Prix pour 1 boite	Prix pour 1 comprimé
Artemether + Lumefantrine 40 / 240 mg comprimé dispersible, boite de 6			
	Dénomination	*Prix pour 1 boite*	*Prix pour 1 comprimé*
	Plufentrine	1515	252
	Paluva	1900	317
	R-Lume	2127	354
	Falcoria	2282	380
	Bimalaril	2705	451
Artemether + Lumefantrine 40 / 240 mg comprimé, boite de 12			
	Dénomination	*Prix pour 1 boite*	*Prix pour 1 comprimé*
	Lumeter	1928	161
	Lumetar	2030	169
	Laritem	2055	171
	Duopal	2296	191
	Lufanter	2764	230
	Lufemax	2835	236
	Lumate forte	2835	236
	Palucure	2980	248
	Lufenart	3091	257
	Aurother	3190	266
	Artefan	3544	295
	Artiz	3545	295
Artemether + Lumefantrine 60 / 360 mg suspension buvable, flacon de 30 ml			
	Dénomination	*Prix pour 1 flacon*	*Prix pour 5 ml*
	Acure	2480	413
	Bimalaril Adolescent	3120	520
	Artefan	3190	532

Artemether + Lumefantrine 80 / 480m g suspension buvable, flacon de 30 ml			
	Dénomination	*Prix pour 1 flacon*	*Prix pour 5 ml*
	Artefan	3545	591
Artemether + Lumefantrine 80 / 480mg comprimé, boite de 6			
	Dénomination	*Prix pour 1 boite*	*Prix pour 1 comprimé*
	Lumeter	1928	321
	Duopal	2013	335
	Laritem	2055	342
	ALM DS	2195	366
	Gen-M	2268	378
	Bimalaril	2368	378
	Lumfart	2693	449
	Artilex	2695	449
	Plufentrine	2705	451
	Cofantrine	2765	461
	Palumel	2807	468
	Lufemax fort	2835	472
	Lufenart forte	2835	472
	Lumate Plus	2835	472
	Artiz DP	2835	472
	Alfacure	2835	472
	Combiart	2835	472
	Cachar	2835	472
	Coartem	2840	473
	Lumetar forte	2980	497
	Palucure	2980	497
	Lumiter DS	3118	520
	Tonlum	3120	520
	Acure	3264	544
	R-Lume	3403	567

	Palumil	3405	567
	Artefan	3544	591
	Artluf	3545	591
	Metlum	4097	683
Artemether + Lumefantrine 180 / 1080 mg suspension buvable, flacon de 60 ml			
	Dénomination	*Prix pour 1 boite*	*Prix pour 5 ml*
	Paluva	1659	138
	Artlilex	2270	189
	Coartesiane	2480	207
	Falciart	2552	213
	Lufemax	2552	213
	Cofantrine	2765	230
	Lufanter	2765	230
	Lumfart	2806	234
	Artiz	3545	295
	Artefan	4111	342

Les génériques les moins chers de Artemether + Lumefantrine sont :

- *Lumiter suspension buvable de 15 / 90 mg en flacon de 60 ml ;*
- *ALM, suspension buvable de 20 / 120 mg en flacon de 60 ml ;*
- *Falciart DT, boite de 6 comprimés dispersibles de 20 / 120 mg ;*
- *Cofantrine, boite de 24 comprimés de 20 / 120 mg ;*
- *Artefan, suspension buvable de 40 / 240 mg en flacon de 30 ml ;*

- *Plufentrine, boite de 6 comprimés dispersibles de 40 / 240 mg ;*
- *Lumeter, boite de 12 comprimés de 40 / 240 mg ;*
- *Acure, suspension buvable de 60 / 360 mg en flacon de 30 ml ;*
- *Artefan, suspension buvable de 80 / 480 mg en flacon de 30 ml ;*
- *Lumeter, boite de 6 comprimés de 80 / 480 mg ;*
- *Paluva suspension buvable de 180 / 1080 mg en flacon de 60 ml.*

2. Dihydroartemissinine + Pipéraquine phosphate

Dihydroartemissinine + Pipéraquine phosphate 90 mg / 720 mg suspension buvable, flacon de 60ml			
	Dénomination	*Prix pour 1 boite*	*Prix pour 5 ml*
	Plasmocure	2270	113
	Malacur	2555	128
	Pipson	3545	177
	Asartem P	3785	189
	Duo Artisin	3900	195
Dihydroartemissinine + Pipéraquine phosphate 20 mg / 160 mg comprimé, boite de 6			
	Dénomination	*Prix pour 1 boite*	*Prix pour 1 comprimé*
	D-Artepp	1420	237
	Plasmocure	1705	284
	Pidex	2130	355
	Malacur	2555	426

	Dénomination	Prix pour 1 boite	Prix pour 1 comprimé
Dihydroartemissinine + Pipéraquine phosphate 40 mg / 320 mg comprimé, boite de 6			
	Dénomination	*Prix pour 1 boite*	*Prix pour 1 comprimé*
	D-Artepp	2835	472
	Plasmocure	2835	472
Dihydroartemissinine + Pipéraquine phosphate 40 mg / 320 mg comprimé, boite de 9			
	Dénomination	*Prix pour 1 boite*	*Prix pour 1 comprimé*
	Diphos	3250	361
	Pidex	3260	362
	Malacur	3260	362
	D-Artepp	3405	378
	Duotab	3545	394
	Eurartesin	3690	410
	Duotem	3785	420
	Asartem P	3785	420
	Duo Artisin	3900	433
	Duo Cotecxin	3900	433
Dihydroartemissinine + Pipéraquine phosphate 40 mg / 320 mg comprimé, boite de 12			
	Dénomination	*Prix pour 1 boite*	*Prix pour 1 comprimé*
	Diartem IG	3260	272
	Malwood P	3260	272
	Malacur	3970	331
Dihydroartemissinine + Pipéraquine phosphate 80 mg / 640 mg comprimé, boite de 6			
	Dénomination	*Prix pour 1 boite*	*Prix pour 1 comprimé*
	D-Artepp	3900	325
	Plasmocure	3970	331
	Ridmal	4965	414

Les génériques les moins chers de Dihydroartemissinine + Pipéraquine sont :

- *Plamocure, suspension buvable 90 mg / 720 mg en flacon de 60 ml ;*
- *D-Artepp, boite de 6 comprimés de 20 mg / 160 mg ;*
- *Diartem IG ou Malwood P, boite de 12 comprimés de 40 mg / 320 mg ;*
- *D-Artepp, boite de 6 comprimés de 80 mg / 640 mg.*

3. Artemether

Artemether 20 mg / ml ampoule injectable, boite de 10			
	Dénomination	*Prix pour 1 boite*	*Prix pour 1 ampoule*
	Arthemeter Ubi	6565	656
	Artesiane	6920	6920
Artemether 40 mg / ml ampoule injectable, boite de 6			
	Dénomination	*Prix pour 1 boite*	*Prix pour 1 ampoule*
	Paluva	3060	510
	Larither	3686	614
Artemether 40 mg / ml ampoule injectable, boite de 10			
	Dénomination	*Prix pour 1 boite*	*Prix pour 1 ampoule*
	Artemether Ubi	9845	984
	Artesiane	7655	765
Artemether 80 mg / ml ampoule injectable, boite de 5			
	Artesiane	6480	1296
Artemether 80 mg / ml ampoule injectable, boite de 6			

	Dénomination	*Prix pour 1 boite*	*Prix pour 1 ampoule*
	R-Lume	3403	567
	Tonther	3545	591
	Paluva	3983	664
	Larither	4253	709
	Arteject	4962	827
	Artem	6054	1009
Artemether 80 mg / ml ampoule injectable, boite de 10			
	Dénomination	*Prix pour 1 boite*	*Prix pour 1 ampoule*
	Artemether Ubi	11785	1178
Artemether 100 mg / ml ampoule injectable, boite de 10			
	Dénomination	*Prix pour 1 boite*	*Prix pour 1 ampoule*
	Artesiane	11880	1188

Les génériques les moins chers de Artemether en solution injectable sont :

- *Artemether Ubi, boite de 10 ampoules injectables de 20 mg / ml ;*
- *Paluva, boite de 6 ampoules injectables de 40 mg / ml ;*
- *R-Lume, boite de 6 ampoules injectables de 80 mg / ml.*

4. Artésunate

Artésunate 30 mg / ml ampoule injectable			
	Dénomination	*Prix pour 1 ampoule*	
	Gen M	755	
	Malavan	920	
	Artesun	995	
	Paluva Plus Junior	995	
Artésunate 60 mg / ml ampoule injectable			
	Dénomination	*Prix pour 1 ampoule*	
	Paluva Plus	1160	
	Gen M	1375	
	Kilsunate	1415	
	Artegen	1420	
	Rapinate	1505	
	Sunaveine	1515	
	Artesun	1560	
	Aquanate	1560	
	Artison	1700	
	Allnat	1700	
	Malavan	1700	
	Larinate	1770	
	Asmonate	1815	
	Funate	2555	
Artésunate 120 mg / ml ampoule injectable			
	Dénomination	*Prix pour 1 ampoule*	
	Paluva Plus Senior	2100	
	Funate	2555	
	Artison	2555	
	Sunex	2695	
	Pharsunate	2695	

	Sunaveine	2705	
	Gen M	2710	
	Malavan	2765	
	Rapinate	2805	
	Palsunate	2835	
	Allnat	2865	
	Artegen	3285	
	Asmonate	3475	

Les génériques les moins chers d'Artésunate en solution injectable sont :

- *Gen M, ampoule injectable de 30 mg / ml ;*
- *Paluva Plus, ampoule injectable de 60 mg / ml ;*
- *Paluva Plus, ampoule injectable de 120 mg / ml.*

5. Artésunate / Sulfaméthoxypyrazine / Pyriméthamine

Artésunate 200 mg / Sulfaméthoxypyrazine 500 mg / Pyriméthamine 25 mg comprimés, boite de 3			
	Dénomination	*Prix pour 1 boite*	*Prix pour 1 comprimé*
	Asu Denk Fix Dose	2980	993
	Co-Arinate FDC	3120	1040

Le générique le moins cher d'Artésunate / Sulfaméthoxypyrazine / Pyriméthamine est Asu Denk Fix Dose.

6. Sulfadoxine / Pyriméthamine

Sulfadoxine 500 mg / Pyriméthamine 25 mg comprimés, boite de 3			
	Dénomination	*Prix pour 1 boite*	*Prix pour 1 comprimé*
	G-Cospe	500	167
	Combimal	585	195
	Maloxine	750	250
	Fansidar	1250	417

Le générique le moins cher de Sulfadoxine / Pyriméthamine est G-Cospe

VIII. LES ANTIPARASITAIRES

1. Albendazole

Albendazole 400 mg comprimé, boite de 1			
	Dénomination	*Prix pour 1 comprimé*	
	Albendazole Ubi	110	
	Albendazole Lupha	320	
	Ornel	355	
	Albela	425	
	Alozol	425	
	Saniver	425	
	Tuvers	496	
	Actozol	708	
	G-Abzol	705	
	ABZ	850	
	Nemozol	850	
	Ubenzole	850	
	Parazol	950	
	Bekrazole	1080	
	Verzol	1105	
	Asbenzol	1134	
	Calben	1535	
	Alzol	1560	
	Alben	1585	
	Zentel	2070	
Abendazole 4% suspension buvable, flacon de 10 ml			
	Dénomination	*Prix pour 1 boite*	*Prix pour 5 ml*
	Tuvers	665	332
	Saniver	780	390

	ABZ	810	405
	Bendex	905	452
	Albela	920	460
	Bekrazole	1080	540
	Verzol	1105	552
	Verex	1250	625
	Calben	1405	702
	Parazol	1517	758
	Alzol	1560	780
	Z-Zole	1730	865
	Galzole	1843	921
	Zentel	2339	1169

Les génériques les moins chers d'Albendazole sont :

- *Albendazole Ubi, comprimé de 400 mg ;*
- *Tuvers, suspension buvable à 4% en flacon de 10 ml.*

2. Mebendazole

Mebendazole 100 mg comprimé, plaquette de 6			
	Dénomination	*Prix pour 1 boite*	*Prix pour 1 comprimé*
	Mebendazole Ubi	270	45
Mebendazole 100 mg comprimé, boite de 6			
	Dénomination	*Prix pour 1 boite*	*Prix pour 1 comprimé*
	Wormin	905	151
	Carben	1275	212
	Oziben	1290	215
	Vermox	1615	269

Mebendazole 500 mg comprimé, boite de 1			
	Dénomination	*Prix pour 1 boite*	
	Wormin	425	
	Carben	1320	
	Oziben	1360	
	Vermox	1405	
Mebendazole 100 mg / ml suspension buvable, flacon de 30 ml			
	Dénomination	*Prix pour 1 boite*	*Prix pour 5 ml*
	Mebendazole Ubi	921	153
	Wormin	1065	177
	Carben	1390	232
	Oziben	1830	305
	Vermox	2055	342

Les génériques les moins chers de Mebendazole sont :

- *Mebendazole Ubi, plaquette de 6 comprimés de 100 mg ;*
- *Wormin, comprimé de 500 mg ;*
- *Mebendazole, suspension buvable de 100 mg / ml en flacon de30 ml.*

3. Pyrantel

Pyrantel 250 mg comprimé, boite de 3			
	Dénomination	*Prix pour 1 boite*	*Prix pour 1 comprimé*
	Helmintox	1840	613
	Combifrinil	1915	638
Pyrantel 5% suspension buvable, flacon de 15 ml			
	Dénomination	*Prix pour 1 boite*	*Prix pour 5 ml*
	Combifrinil	2055	685
	Helmintox	2100	700

Les génériques les moins chers de Pyrantel sont :

- *Helmintox, boite de 3 comprimés de 250 mg ;*
- *Combifrinil, suspension buvable à 5% en flacon de 15 ml.*

IX. LES ANTIHYPERTENSEURS

1. Amlodipine

Amlodipine 5 mg comprimé, boite de 14			
	Dénomination	*Prix pour 1 boite*	*Prix pour 1 comprimé*
	Amep	2810	201
	Amcard	4255	304
	Amlor	7700	550
	Amlodipine 5 mg comprimé, boite de 28		
	Dénomination	*Prix pour 1 boite*	*Prix pour 1 comprimé*
	Amep	4820	172
	Amacard	5670	202
Amlodipine 5 mg comprimé, boite de 30			
	Dénomination	*Prix pour 1 boite*	*Prix pour 1 comprimé*
	Amloclass	1660	55
	Amlotensine	2835	94
	Amlong	3260	109
	Amlodipine VIR	3545	118
	Amlostar	4110	137
	Cardiotem	4580	153
	Amaday	5390	180
	Amlodipine BGR	5670	189
	Amapine	5670	189
	Lopine	6380	213
	Amlodipine Pfizer	7955	265
	Amlor	13085	436

Amlodipine 5 mg comprimé, boite de 50			
	Dénomination	*Prix pour 1 boite*	*Prix pour 1 comprimé*
	Amlo Denk	9360	187
Amlodipine 5 mg comprimé, boite de 58			
	Dénomination	*Prix pour 1 boite*	*Prix pour 1 comprimé*
	Amlor	12720	219
Amlodipine 5 mg comprimé, boite de 60			
	Dénomination	*Prix pour 1 boite*	*Prix pour 1 comprimé*
	Amlodipine GP	3405	57
Amlodipine 10 mg comprimé, boite de 14			
	Dénomination	*Prix pour 1 boite*	*Prix pour 1 comprimé*
	Amep	4425	316
	Amcard	7090	506
Amlodipine 10 mg comprimé, boite de 28			
	Dénomination	*Prix pour 1 boite*	*Prix pour 1 comprimé*
	Amep	7955	284
	Amcard	9925	354
Amlodipine 10 mg comprimé, boite de 30			
	Dénomination	*Prix pour 1 boite*	*Prix pour 1 comprimé*
	Amloclass	2225	74
	Amlodipine VIR	4253	141
	Amlotensine	4680	156
	Amlong	5955	198
	Amlodipine BGR	6665	222
	Amaday	6805	227
	Lopine	6945	231
	Amlostar	7090	236
	Amlovas	7090	236

	Amapine	7655	255
	Cardiotem	8365	279
	Amlor	16375	546
Amlodipine 10 mg comprimé, boite de 50			
	Dénomination	*Prix pour 1 boite*	*Prix pour 1 comprimé*
	Amlo Denk	11345	227
Amlodipine 10 mg comprimé, boite de 60			
	Dénomination	*Prix pour 1 boite*	*Prix pour 1 comprimé*
	Amlodipine GP	6805	113
Amlodipine 10 mg gélule, boite de 90			
	Dénomination	*Prix pour 1 boite*	*Prix pour 1 comprimé*
	Amlodipine Pfizer	22655	251
Amlodipine 10 mg comprimé, boite de 100			
	Dénomination	*Prix pour 1 boite*	*Prix pour 1 comprimé*
	Amlonex	8505	85
	Amlopres	15595	156

Le générique le moins cher d'Amlodipine est Amloclass

2. Atenolol

Atenolol 50 mg comprimé, boite de 15			
	Dénomination	*Prix pour 1 boite*	*Prix pour 1 comprimé*
	Blokium	2880	192
Atenolol 50 mg comprimé, boite de 30			
	Dénomination	*Prix pour 1 boite*	*Prix pour 1 comprimé*
	Atenolol BGR	3135	104
	Tensicard	3485	116
	Blokium	5205	173
Atenolol 50 mg comprimé, boite de 100			
	Dénomination	*Prix pour 1 boite*	*Prix pour 1 comprimé*
	Atenolol Denk	7770	78
Atenolol 100 mg comprimé, boite de 15			
	Dénomination	*Prix pour 1 boite*	*Prix pour 1 comprimé*
	Blokium	3985	266
Atenolol 100 mg comprimé, boite de 30			
	Dénomination	*Prix pour 1 boite*	*Prix pour 1 comprimé*
	Atenolol SDZ	5380	179
	Blokium	7130	238

Les génériques les moins chers d'Aténolol sont :

- *Atenolol Denk, boite de 100 comprimés de 50 mg ;*
- *Atenolol SDZ, boite de 30 les comprimés de 100 mg.*

3. Aténolol + Amlodipine

Aténolol 50 mg + Amlodipine 5 mg comprimé, boite de 28			
	Dénomination	*Prix pour 1 boite*	*Prix pour 1 comprimé*
	Novatem AM	8505	304
Aténolol 50 mg + Amlodipine 5 mg comprimés, boite de 30			
	Dénomination	*Prix pour 1 boite*	*Prix pour 1 comprimé*
	Amlonex AT	5255	175
	Amlostar Plus	9925	331
	Amloas AT	9925	331
	Tensicard AM	13395	446
Aténolol 50 mg + Amlodipine 5 mg comprimés, boite de 100			
	Dénomination	*Prix pour 1 boite*	*Prix pour 1 comprimé*
	Amlonex AT	14175	142

Le générique le moins cher d'Aténolol + Amlodipine est Amlonex AT, boite de 100 comprimés.

4. Ramipril

Ramipril 2,5 mg gélule, boite de 30			
	Dénomination	*Prix pour 1 boite*	*Prix pour 1 comprimé*
	Rasgil	5315	177
	Triatec	12050	402
Ramipril 5 mg gélule, boite de 30			
	Dénomination	*Prix pour 1 boite*	*Prix pour 1 comprimé*
	Rasgil	6380	213
	Triatec	17365	579
Ramipril 10 mg gélule, boite de 30			
	Dénomination	*Prix pour 1 boite*	*Prix pour 1 comprimé*
	Rasgil	7655	255
	Triatec	19845	661

Le générique le moins Ramipril est Rasgil.

5. Ramipril + Hydrochlorothiazide

Ramipril 5 mg+ Hydrochlorothiazide 12,5 mg comprimé, boite de 28			
	Dénomination	*Prix pour 1 boite*	*Prix pour 1 comprimé*
	Tritazide	5670	202
Ramipril 5 mg+ Hydrochlorothiazide 12,5 mg comprimé, boite de 30			
	Dénomination	*Prix pour 1 boite*	*Prix pour 1 comprimé*

	Hydram	3090	103
	Rasgil HTZ	4250	142
	Ramithiazide	7090	236
Ramipril 5 mg+ Hydrochlorothiazide 25 mg comprimé, boite de 28			
	Dénomination	*Prix pour 1 boite*	*Prix pour 1 comprimé*
	Tritazide	8505	304
Ramipril 5 mg+ Hydrochlorothiazide 25 mg comprimé, boite de 30			
	Dénomination	*Prix pour 1 boite*	*Prix pour 1 comprimé*
	Rasgil HTZ	6095	203
Ramipril 10 mg+ Hydrochlorothiazide 12,5 mg comprimé, boite de 28			
	Dénomination	*Prix pour 1 boite*	*Prix pour 1 comprimé*
	Tritazide	9215	329
Ramipril 10 mg+ Hydrochlorothiazide 12,5 mg comprimé, boite de 30			
	Dénomination	*Prix pour 1 boite*	*Prix pour 1 comprimé*
	Hydram	3955	132
	Ramithiazide	4250	142
	Rasgil HTZ	6095	203
Ramipril 10 mg+ Hydrochlorothiazide 12,5 mg comprimé, boite de 100			
	Dénomination	*Prix pour 1 boite*	*Prix pour 1 comprimé*
	Ramithiazide	10635	106
Ramipril 10 mg+ Hydrochlorothiazide 25 mg comprimé, boite de 28			
	Dénomination	*Prix pour 1 boite*	*Prix pour 1 comprimé*
	Tritazide	9925	354

Ramipril 10 mg+ Hydrochlorothiazide 25 mg comprimé, boite de 30			
	Dénomination	*Prix pour 1 boite*	*Prix pour 1 comprimé*
	Rasgil HTZ	6520	217
	Hydram	6960	232
	Ramithiazide	8505	283

Les génériques les moins chers de Ramipril + Hydrochlorothiazide sont :

- *Hydram 5+12,5 mg, boite de 30 comprimés ;*
- *Ramithiazide 10 + 12,5 mg, boite de 100 comprimés ;*
- *Rasgil HTZ 5+25 mg, boite de 30 comprimés ;*
- *Rasgil HTZ 10+25 mg, boite de 30 comprimés.*

X. LES ANTITHROMBOTIQUES

1. Clopidogrel

Clopidogrel 75 mg comprimé, boite de 30			
	Dénomination	*Prix pour 1 boite*	*Prix pour 1 comprimé*
	Plasep	4965	165
	Clopidogrel VIR	7460	249
	Nugrel	7090	250
	Instaclop	9640	321
	Clopidogrel GH	11340	378
	Plavix	15340	511

Le générique le moins cher de clopidogrel est Plasep.

2. Enoxaparine sodique

Enoxaparine sodique 2000 UI (20 mg) / 0,2 ml solution injectable, boite de 2			
	Dénomination	*Prix pour 1 boite*	*Prix pour 1 seringue*
	Enoxa	5615	2807
	Lovenox	6335	3167
Enoxaparine sodique 4000 UI (40 mg) / 0,4 ml solution injectable, boite de 1			
	Dénomination	*Prix pour 1 boite*	*Prix pour 1 seringue*

	Troynoxa	4450	4450
Enoxaparine sodique 4000 UI (40 mg) / 0,4 ml solution injectable, boite de 2			
	Enoxa	7755	3877
	Novex	7950	3975
	Lovenox	8905	4452
Enoxaparine sodique 6000 UI (60 mg) / 0,6 ml solution injectable, boite de 2			
	Dénomination	*Prix pour 1 boite*	*Prix pour 1 seringue*
	Novex	9450	4725
	Enoxa	10350	5175
	Lovenox	11825	5912
Enoxaparine sodique 8000 UI (80 mg) / 0,8 ml solution injectable, boite de 2			
	Dénomination	*Prix pour 1 boite*	*Prix pour 1 seringue*
	Enoxa	12005	6002
	Lovenox	15070	7535

Les génériques les moins chers d'Enoxaparine sont :

- *Enoxa pour les seringues de 20 mg, 40 mg et 80 mg ;*
- *Novex pour les seringues de 60 mg.*

NB : En cas de besoin, préférer 1 seringue de 40 mg à 2 seringues de 20 mg (45% de réduction) et 1 seringue de 80 mg à 2 seringues de 40 mg (29% de réduction).

XI. LES ANTIDIABETIQUES

1. Metformine

Metformine 500 mg comprimé, boite de 30			
	Dénomination	*Prix pour 1 boite*	*Prix pour 1 comprimé*
	Metformine BGR	895	30
	Diaformine	1135	38
	Glucophage	1250	42
	Metmin SR	1345	45
	Metclass SR	2595	86
Metformine 500 mg comprimé, boite de 90			
	Dénomination	*Prix pour 1 boite*	*Prix pour 1 comprimé*
	Metformine BGR	2550	28
Metformine 500 mg comprimé, boite de 100			
	Dénomination	*Prix pour 1 boite*	*Prix pour 1 comprimé*
	Metformin GH LP	3020	30
	Diabetmin	4607	46
	Metex	11340	113
Metformine 850 mg comprimé, boite de 30			
	Dénomination	*Prix pour 1 boite*	*Prix pour 1 comprimé*
	Metformine BGR	1840	61
	Amatrix	2550	85
	Metmin	2695	90
	Glyferon	2765	92
	Metformin Denk	2765	92
	Diaformine	2835	94
	Metforal	3245	108
	Glucophage	3345	111
Metformine 850 mg comprimé, boite de 90			

	Dénomination	*Prix pour 1 boite*	*Prix pour 1 comprimé*
	Metformin Denk	8930	99
Metformine 850 mg comprimé, boite de 100			
	Dénomination	*Prix pour 1 boite*	*Prix pour 1 comprimé*
	Metfil	5316	53
Metformine 850 mg comprimé, boite de 120			
	Dénomination	*Prix pour 1 boite*	*Prix pour 1 comprimé*
	Metformin Denk	8930	74
Metformine 1000 mg comprimé, boite de 30			
	Dénomination	*Prix pour 1 boite*	*Prix pour 1 comprimé*
	Metformine BGR	2155	72
	Ranophage OD	2595	86
	Metmin SR	2980	99
	Amatrix SR	2980	99
	Diaformine	3120	104
	Metformin Denk	3120	104
	Glyferon	3220	107
	Glucophage	3570	119
	Metclass SR	3685	123
Metformine 1000 mg comprimé, boite de 90			
	Dénomination	*Prix pour 1 boite*	*Prix pour 1 comprimé*
	Metformine BGR	5530	61
Metformine 1000 mg comprimé, boite de 100			
	Dénomination	*Prix pour 1 boite*	*Prix pour 1 comprimé*
	Metformin GH LP	8505	85

Les génériques les moins chers de Metformine sont :

- *Metformine BGR 500 mg, boite de 90 comprimés ;*
- *Metfil 850 mg, boite de 100 comprimés ;*
- *Metformine BGR 1000 mg, boite de 90 comprimés.*

XII. LES DIURETIQUES

1. Furosémide

Furosémide 40 mg comprimé, boite de 30			
	Dénomination	*Prix pour 1 boite*	*Prix pour 1 comprimé*
	Lasilix	2820	94
Furosémide 40 mg comprimé, boite de 100			
	Dénomination	*Prix pour 1 boite*	*Prix pour 1 comprimé*
	Furo Denk	2470	25
	Furosémide CRE	4265	43

Le générique le moins cher de Furosémide 40 mg est Furo Denk, boite de 100 comprimés.

XIII. LES ANTISPASMODIQUES

1. Phloroglucinol

Phloroglucinol 80 mg comprimé, boite de 10			
	Dénomination	*Prix pour 1 boite*	*Prix pour 1 comprimé*
	Perispasm	1700	170
	Neganyl	2340	234
Phloroglucinol 80 mg comprimé, boite de 20			
	Dénomination	*Prix pour 1 boite*	*Prix pour 1 comprimé*
	Spasmosyl	2125	106
	Spasfon	2315	116
	Megasfon	2835	142
	Spasmocalm	2950	147
Phloroglucinol 80 mg comprimé, boite de 30			
	Dénomination	*Prix pour 1 boite*	*Prix pour 1 comprimé*
	Kinafon	2125	71
	Perispam	3685	129

Le générique le moins cher de Phlorohlucinol est Kinafon 80 mg, boite de 30 comprimés.

2. Phloroglucinol + Trimethylphloroglucinol

Phloroglucinol 40 mg + Trimethylphloroglucinol 0,04 mg ampoule injectable, boite de 6			
	Dénomination	*Prix pour 1 boite*	*Prix pour 1 ampoule*
	Gynospan	2765	461
	Spasfon	3075	512
Phloroglucinol 150 mg + Trimethylphloroglucinol 150 mg suppositoire, boite de 8			
	Dénomination	*Prix pour 1 boite*	*Prix pour 1 suppositoire*
	Megasfon	2055	257
Phloroglucinol 150 mg + Trimethylphloroglucinol 150 mg suppositoire, boite de 10			
	Dénomination	*Prix pour 1 boite*	*Prix pour 1 suppositoire*
	Kinafon	2195	219
	Gynospan	2980	298

Les génériques les moins chers de Phloroglucinol + Trimethylphloroglucinol sont :

- *Gynospan, solution injectable ;*
- *Kinafon, suppositoire.*

3. Drotaverine

Drotaverine 40 mg comprimé, boite de 20			
	Dénomination	*Prix pour 1 boite*	*Prix pour 1 comprimé*
	Spasmarix	995	50
	Regulix	1135	57
	Spasmotroy	1460	73
	No Spa	1840	92
Drotaverine 40 mg comprimé, boite de 100			
	Dénomination	*Prix pour 1 boite*	*Prix pour 1 comprimé*
	No spa	6990	70
Drotaverine 80 mg comprimé, boite de 20			
	Dénomination	*Prix pour 1 boite*	*Prix pour 1 comprimé*
	Regulix	2125	106
	Spasmotroy	3090	154
	No Spa	3680	184
Drotaverine 20 mg / ml ampoule injectable			
	Dénomination	*Prix pour 1 ampoule*	
	Spasmotroy	285	
	No spa	285	

Les génériques les moins chers de Drotaverine sont :

- *Spasmarix, boite de 20 comprimés de 40 mg ;*
- *Regulix, boite de 20 comprimés de 80 mg ;*
- *Spasmotroy, ampoules injectables.*

XIV. LES ANTIDIARRHEIQUES

1. Lopéramide

Lopéramide 2 mg gélule, boite de 12			
	Dénomination	*Prix pour 1 boite*	*Prix pour 1 comprimé*
	Imodiumcaps	4860	405
Lopéramide 2 mg comprimé, boite de 20			
	Dénomination	*Prix pour 1 boite*	*Prix pour 1 comprimé*
	Imodium Lingual Lyophilisé	8650	721
Lopéramide 2 mg comprimé, boite de 20			
	Dénomination	*Prix pour 1 boite*	*Prix pour 1 comprimé*
	Imodium	2780	139
	Diarloc	5670	283
Lopéramide 2 mg gélule, boite de 100			
	Dénomination	*Prix pour 1 boite*	*Prix pour 1 comprimé*
	Lopéramide Ubi	7090	71
Lopéramide 0,2 mg / ml sirop, flacon de 100 ml			
	Dénomination	*Prix pour 1 flacon*	*Prix pour 5 ml*
	Diarum	1700	85

Les génériques les moins chers de Lopéramide sont :

- *Lopéramide Ubi, boite de 100 gélules ;*
- *Diarum sirop.*

XV. LES MÉDICAMENTS DE LA TOUX

1. Acétylcystéine

Acétylcystéine 200 mg sachet, boite de 10			
	Dénomination	*Prix pour 1 boite*	*Prix pour 1 sachet*
	Trebon N	1840	184
Acétylcystéine 200 mg sachet, boite de 18			
	Dénomination	*Prix pour 1 boite*	*Prix pour 1 sachet*
	Fluimucil	2410	134
	Mucomyst	2630	146
Acétylcystéine 200 mg sachet, boite de 30			
	Dénomination	*Prix pour 1 boite*	*Prix pour 1 sachet*
	Fluimucil	2440	81
	Exomuc	3740	125
Acétylcystéine 2% solution buvable, flacon de 100 ml			
	Dénomination	*Prix pour 1 flacon*	*Prix pour 5 ml*
	Fluimucil	2550	127
Acétylcystéine 600 mg sachet, boite de 8			
	Dénomination	*Prix pour 1 boite*	*Prix pour 1 sachet*
	Trebon N	3120	290

Le générique le moins cher d'Acétylcystéine est Fluimucil 200 mg, boite de 30 sachets.

2. Carbocysteine

Carbocysteine 2% sirop, flacon de 100 ml			
	Dénomination	*Prix pour 1 flacon*	*Prix pour 5 ml*
	Carbotoux	1490	74
Carbocysteine 2% sirop, flacon de 125 ml			
	Dénomination	*Prix pour 1 flacon*	*Prix pour 5 ml*
	Broncathiol	2395	96
Carbocysteine 2% sirop, flacon de 150 ml			
	Dénomination	*Prix pour 1 boite*	*Prix pour 5 ml*
	Clarix	3500	70
Carbocysteine 5% sirop, flacon de 125 ml			
	Dénomination	*Prix pour 1 flacon*	*Prix pour 5 ml*
	Mucocil	1575	63
	Fluditec Ge	2100	84
	Rhinathiol	2370	95
Carbocysteine 5% sirop, flacon de 200 ml			
	Dénomination	*Prix pour 1 flacon*	*Prix pour 5 ml*
	Mucosol	3020	75
Carbocysteine 5% sirop, flacon de 250 ml			
	Dénomination	*Prix pour 1 flacon*	*Prix pour 5 ml*
	Clarix	4095	82
Carbocysteine 5% sirop, flacon de 300 ml			
	Dénomination	*Prix pour 1 flacon*	*Prix pour 5 ml*
	Rhinathiol	3885	65

Les génériques les moins chers de Carbocysteine sont :

- *Clarix 2% sirop, flacon de 150 ml ;*
- *Mucocil 5% sirop, flacon de 125 ml.*

3. Ambroxol

Ambroxol 3 mg / ml sirop, flacon de 100 ml			
	Dénomination	*Prix pour 1 flacon*	*Prix pour 5 ml*
	Sekrol	2270	113
Ambroxol 3 mg / ml sirop, flacon de 180 ml			
	Dénomination	*Prix pour 1 flacon*	*Prix pour 5 ml*
	Muxol	3405	94
Ambroxol 3 mg / ml sirop, flacon de 200 ml			
	Dénomination	*Prix pour 1 flacon*	*Prix pour 5 ml*
	Drenoxol	3545	44
Ambroxol 6 mg / ml sirop, flacon de 150 ml			
	Dénomination	*Prix pour 1 flacon*	*Prix pour 5 ml*
	Sekrol	2835	*94*
Ambroxol 6 mg / ml sirop, flacon de 200 ml			
	Dénomination	*Prix pour 1 flacon*	*Prix pour 5 ml*
	Mucodrenol	2325	58

Les génériques les moins chers d'Ambroxol sont :

- *Drenoxol sirop de 3 mg / ml en flacon de 200 ml ;*
- *Mucodrenol sirop de 6 mg / ml en flacon de 200 ml.*

4. Salbutamol + Bromhexine chlorhydrate + Guaifénésine

Salbutamol + Bromhexine chlorhydrate + Guaifénésine sirop, flacon de 100 ml			
	Dénomination	*Prix pour 1 flacon*	*Prix pour 5 ml*
	Corilox	1985	198
	Lorkof	2125	212
	Liscoril	2215	221
	Vifex	2550	255
	Bronex	2550	255
Salbutamol + Bromhexine chlorhydrate + Guaifénésine sirop, flacon de 120 ml			
	Dénomination	*Prix pour 1 flacon*	*Prix pour 5 ml*
	Pectogen	1560	64

Le générique le moins cher de la combinaison Salbutamol + Bromhexine chlorhydrate + Guaifénésine est Pectogen, en flacon de 120 ml.

XVI. LES ANTIASTHMATIQUES

1. Salbutamol

Salbutamol inhalation 100 µg / dose, flacon de 200 doses			
	Dénomination	*Prix pour 1 flacon*	*Prix pour 1 dose*
	Buto Asma	3330	17
	Loxair	3375	17
	Ventomac	3550	18
	Ventoline	3670	18
Salbutamol 2 mg / 5 ml sirop, flacon de 100 ml			
	Dénomination	*Prix pour 1 flacon*	*Prix pour 5 ml*
	Salbutus	1415	71
	Asthalex	2550	127
Salbutamol 2 mg / 5 ml sirop, flacon de 200 ml			
	Dénomination	*Prix pour 1 flacon*	*Prix pour 5 ml*
	Salbutus	2125	53

Les génériques les moins chers de Salbutamol sont :

- *Buto Asma inhaler ;*
- *Salbutus, sirop en flacon de 200 ml.*

XVII. LES ANTIINFECTIEUX À USAGE GYNÉCOLOGIQUE

1. Métronidazole

Métronidazole 500 mg ovule, boite de 10		
Dénomination	*Prix pour 1 boite*	*Prix pour 1 ovule*
Nidazole	2195	219
Vagilen	2595	259
Flagyl	2610	261

Le générique le moins cher de Métronidazole ovule est Nidazole.

2. Métronidazole + Néomycine + Nystatine

Métronidazole + Néomycine + Nystatine ovule / comprimé gynécologique, boite de 6		
Dénomination	*Prix pour 1 boite*	*Prix pour 1 ovule*
Tergynan	2255	376
Gynomax	3050	508
Evamax	3545	591
Métronidazole + Néomycine + Nystatine ovule / comprimé gynécologique, boite de 10		
Dénomination	*Prix pour 1 boite*	*Prix pour 1 ovule*
Gynanfort	3050	305

Tergynan	3405	340
Métronidazole + Néomycine + Nystatine ovule / comprimé gynécologique, boite de 12		
Dénomination	*Prix pour 1 boite*	*Prix pour 1 ovule*
Gynomax	5600	467

Le générique le moins cher de Métronidazole + Néomycine + Nystatine est Gynanfort.

3. Econazole

Econazole 150 mg ovule, boite de 3		
Dénomination	*Prix pour 1 boite*	*Prix pour 1 ovule*
Fongicil	2865	955
Ecorex	3885	1295
Pevagine	3900	1300

Le générique le moins cher d'Econazole ovule est Fongicil.

4. Clotrimazole

Clotrimazole 100 mg comprimé gynécologique, boite de 6		
Dénomination	*Prix pour 1 boite*	*Prix pour 1 comprimé*
Clotri Denk	2280	380
Fangid Kit	2835	472
Clotrimazole 200 mg comprimé gynécologique, boite de 3		
Dénomination	*Prix pour 1 boite*	*Prix pour 1 comprimé*
Warimazol	2705	902
Mycohydralin	10165	3388
Clotrimazole + Métronidazole ovule, boite de 6		
Dénomination	*Prix pour 1 boite*	*Prix pour 1 ovule*
Gyflorine	4950	825
Clotrimazole + Clindamycine ovule, boite de 3		
Dénomination	*Prix pour 1 boite*	*Prix pour 1 ovule*
Gynofast	2550	850
Clotrimazole + Clindamycine ovule, boite de 7		
Dénomination	*Prix pour 1 boite*	*Prix pour 1 ovule*
Vagimilt	3545	506

Les génériques le moins chers de Clotrimazole sont :

- *Clotri Denk 100 mg, boite de 6 comprimés gynécologiques ;*
- *Warimazole 200 mg, boite de 3 comprimés gynécologiques ;*
- *Gyflorine, boite de 6 ovules ;*
- *Vagimilt, boite de 7 ovules.*

XVIII. LES MÉDICAMENTS UTILISÉS EN ORL

1. Ciprofloxacine

	Ciprofloxacine 0,3% gouttes auriculaires, flacon de 5 ml		
	Dénomination	*Prix pour 1 flacon*	*Prix pour 1 goutte*
	Ceprolen ED	1852	18
	Boncipro	2835	28
	Phimoclav	7555	75

Le générique le moins cher de Ciprofloxacine en goutte auriculaire est Ceprolen ED.

2. Oxymetazoline

	Oxymetazoline gouttes nasales, flacon de 15 ml		
	Dénomination	*Prix pour 1 flacon*	*Prix pour 1 goutte*
	Respibien	1615	5
	Aturgyl	1860	6

Le générique le moins cher d'Oxymetazoline est Respibien.

3. Xylometazoline

Xylometazoline 0,05% gouttes nasales, flacon de 10 ml			
	Dénomination	*Prix pour 1 flacon*	*Prix pour 1 goutte*
	Biomist ND	1135	6
	Rapidex	1205	6
	Xylomex	1420	7
	Nosil	1475	7
	Otrivin	1490	7
	Rinasan	1560	8
	Aturgyl	1860	9
Xylometazoline 0,1% gouttes nasales, flacon de 10 ml			
	Dénomination	*Prix pour 1 flacon*	*Prix pour 1 goutte*
	Rapidex	1205	6
	Xylomex	1425	7
	Rinasan	1560	8
	Nosil	1660	8
	Narisol	1705	8
	Otrivin	1830	9

Les génériques les moins chers de Xylometazoline sont :

- *Biomist ND, solution à 0,05%*
- *Rapidex, solution à 0,1%*

XIX. LES MÉDICAMENTS UTILISÉS EN OPHTALMOLOGIE

1. Antiinflammatoires non stéroïdiens

Indométacine 0,1% collyre, flacon de 5 ml			
	Dénomination	*Prix pour 1 flacon*	*Prix pour 1 goutte*
	Indocollyre	3460	35
	Indoflam	2980	30
Diclofénac 0,1% collyre, flacon de 5 ml			
	Dénomination	*Prix pour 1 flacon*	*Prix pour 1 goutte*
	Difenasol	1205	12
Diclofénac 0,1% collyre, flacon de 10 ml			
	Dénomination	*Prix pour 1 flacon*	*Prix pour 1 goutte*
	Dolex	2835	14
Diclofénac 1% collyre, flacon de 5 ml			
	Dénomination	*Prix pour 1 flacon*	*Prix pour 1 goutte*
	Retifen	1770	18
	Diclochek	2115	21
Diclofénac 1% collyre, flacon de 10 ml			
	Dénomination	*Prix pour 1 flacon*	*Prix pour 1 goutte*
	Dicloced	5530	28

Les antiinflammatoires les moins chers sont :

- *Difenasol, collyre à 0,1% ;*
- *Retifen, collyre à 1%.*

2. Antibiotiques

Gentamycine 0,3% collyre, flacon de 5 ml			
	Dénomination	*Prix pour 1 flacon*	*Prix pour 1 goutte*
	Tamigen	1106	11
	Gentasol	1262	13
	Genta	1415	14
	Ophtacine	1417	14
Ciprofloxacine 0,3%collyre, flacon de 5 ml			
	Dénomination	*Prix pour 1 flacon*	*Prix pour 1 goutte*
	Neucipro	1545	15
	Ceprolen ED	1842	18
	Ciprocon	1984	20
	Opticin	2550	25
	Cipro	5190	52

L'antibiotique le moins cher est Tamigen collyre.

3. Antibiotique + corticoïde

Ciprofloxacine + Dexaméthasone collyre, flacon de 5 ml			
	Dénomination	*Prix pour 1 flacon*	*Prix pour 1 goutte*
	Dexaflox	3150	*31*
Framycetine + Dexaméthasone collyre, flacon de 5 ml			
	Dénomination	*Prix pour 1 flacon*	*Prix pour 1 goutte*
	Frakidex	2370	*24*
Moxifloxacine + Dexaméthasone collyre, flacon de 5 ml			

	Dénomination	*Prix pour 1 flacon*	*Prix pour 1 goutte*
	Moxicon DX 0,1%	2835	*28*
	Apdrops DX	4255	*42*
Néomycine + Dexaméthasone collyre, flacon de 5 ml			
	Dénomination	*Prix pour 1 flacon*	*Prix pour 1 goutte*
	Neomdexol	1205	12
	Chibro-cadron	2070	21
	Cristabion	2835	28
Neomycine +Dexamethasone + Polymixine B collyre, flacon de 3 ml			
	Dénomination	*Prix pour 1 flacon*	*Prix pour 1 goutte*
	Polyvue	1845	31
	Maxidrol	2115	35
Néomycine + Hydrocortisone + Benzalkonium collyre, flacon de 5 ml			
	Dénomination	*Prix pour 1 flacon*	*Prix pour 1 goutte*
	Neo-Hycolex	2555	25
Néomycine + Prednisolone collyre, flacon de 5 ml			
	Dénomination	*Prix pour 1 flacon*	*Prix pour 1 goutte*
	Neopred	2765	28
Netilmycine + Dexaméthasone collyre, flacon de 5 ml			
	Dénomination	*Prix pour 1 flacon*	*Prix pour 1 goutte*
	Netildex	5970	60
Tobramycine + Dexaméthasone collyre, flacon de 5 ml			
	Dénomination	*Prix pour 1 flacon*	*Prix pour 1 goutte*
	Co-Avazir	1730	17
	Optidex-T	2610	26

Le générique le moins cher des collyres à base d'antibiotique et de corticoïde est Neomdexol.

4. Antiallergiques

Cromoglycate de sodium 2% collyre, flacon de 5 ml			
	Dénomination	*Prix pour 1 flacon*	*Prix pour 1 goutte*
	Cromsol	1205	12
	Opticron	3645	36
Azelastine 0,05% collyre, flacon de 6 ml			
	Dénomination	*Prix pour 1 flacon*	*Prix pour 1 goutte*
	Allegodil	3830	32
Ketotifene collyre, flacon de 5 ml			
	Dénomination	*Prix pour 1 flacon*	*Prix pour 1 goutte*
	Orchazide	3250	32
Olopatadine 0,1% collyre, flacon de 5ml			
	Dénomination	*Prix pour 1 flacon*	*Prix pour 1 goutte*
	IO - Pat	2835	28
	Olando	3120	31
	Patadin	3830	38
	Alerchek	4395	44
	Olopat	5400	54
Acide spaglumique 4,9% collyre, flacon de 5 ml			
	Dénomination	*Prix pour 1 flacon*	*Prix pour 1 goutte*
	Naaback	4325	43
	Naaxia	3460	35

Le collyre antiallergique le moins cher est Cromsol

5. Antihypertenseurs oculaires

Timolol 0,5% collyre, flacon de 5 ml			
	Dénomination	*Prix pour 1 flacon*	*Prix pour 1 goutte*
	Timosol	1205	12
	Normoptic	2370	24
	Timolol Alcon	4185	42
Timolol + Dorzolmide collyre, flacon de 5 ml			
	Dénomination	*Prix pour 1 flacon*	*Prix pour 1 goutte*
	Dorzolamide Timo BGR	6665	67
	Twinzol	7995	80
Timolol + Latonoprost collyre, flacon de 2,5 ml			
	Dénomination	*Prix pour 1 flacon*	*Prix pour 1 goutte*
	Lacoma T	12050	241
	Xalacom	21265	425

L'antihypertenseur oculaire le moins cher est Timosol.

En association, il s'agit de Dorzolamide Timo BGR et de Lacoma T.

PARTIE II

LISTE DES MÉDICAMENTS GÉNÉRIQUES LES MOINS CHERS PAR ORDRE ALPHABÉTIQUE

	Dénomination commune internationale	***Nom commercial***
1	Acétylcystéine 2% solution buvable	*Fluimucil 2% solution buvable, flacon de 100 ml*
2	Acétylcystéine 200 mg sachet	*Fluimucil 200 mg sachet, boite de 30*
3	Acide spaglumique 4,9% collyre	*Naabak 4,9% collyre, flacon de 5 ml*
4	Albendazole 400 mg comprimé	*Albendazole Ubi 400 mg comprimé, plaquette de 1*
5	Albendazole 4% suspension buvable	*Tuvers 4% suspension buvable, flacon de 10 ml*
6	Ambroxol 3 mg / ml sirop	*Drenoxol 30 mg / 10 ml sirop, flacon de 200 ml*
7	Ambroxol 6 mg / ml sirop	*Mucodrenol 6 mg /ml sirop, flacon de 200 ml*
8	Amlodipine 5 mg comprimé	*Amloclass 5 mg comprimé, boite de 30*
9	Amlodipine10 mg comprimé	*Amloclass 10 mg comprimé, boite de 30*
10	Amoxicilline + Acide clavulanique 100 / 12,5 mg suspension buvable	*Augmacillin 100 / 12,5mg suspension buvable, flacon de 60 ml*
11	Amoxicilline + Acide clavulanique 1000 / 125 mg sachet	*Genclav 1000/ 125 mg sachet, boite de 16*

12	Amoxicilline + Acide clavulanique 1000 / 200 mg ampoule injectable	*Moxiland 1000 / 200 mg ampoule injectable*
13	Amoxicilline + Acide clavulanique 250 / 31,25 mg suspension buvable	*Fleming 250 / 31,25 mg suspension buvable, flacon de 60 ml*
14	Amoxicilline + Acide clavulanique 500 / 62,5 mg comprimé	*Kiraclav 500 / 62,5 mg comprimé, boite de 16*
15	Amoxicilline 1 g sachet	*Alfamox 1 g sachet, boite de 14*
16	Amoxicilline 1 g comprimé	*Amoxicilline Biogaran 1 g comprimé dispersible, boite de 6* *Neomox 1 g comprimé dispersible, boite de 6*
17	Amoxicilline 125 mg / 5 ml suspension buvable	*Amoxicilline Ubi 125 mg / 5 ml suspension buvable, flacon de 60 ml*
18	Amoxicilline 250 mg / 5 ml suspension buvable	*Amoxicilline Ubi 250 mg / 5 ml suspension buvable, flacon de 60 ml*
19	Amoxicilline 500 mg gélule	*Medomox 500 mg gélule, plaquette de 12*
20	Amoxicilline 500 mg sachet	*Alfamox 500 mg sachet, boite de 14*

21	Amoxicilline 500 mg / 5 ml suspension buvable	*Clamoxyl 500 mg / 5 ml suspension buvable, flacon de 100 ml*
22	Artemether + Lumefantrine 15 / 90 mg suspension buvable	*Lumiter 15 / 90 mg suspension buvable, flacon de 60 ml*
23	Artemether + Lumefantrine 20 / 120 mg suspension buvable	*ALM 20 / 120 mg suspension buvable, flacon de 60 ml*
24	Artemether + Lumefantrine 40 / 240 mg suspension buvable	*Artefan 40 / 240 mg suspension buvable, flacon de 30 ml*
25	Artemether + Lumefantrine 60 / 360 mg suspension buvable	*Acure 60 / 360 mg suspension buvable, flacon de 30 ml*
26	Artemether + Lumefantrine 80 / 480 mg suspension buvable	*Artefan 80 / 480 mg suspension buvable, flacon de 30 ml*
27	Artemether + Lumefantrine 180 / 1080 mg suspension buvable	*Paluva 180 / 1080 mg suspension buvable, flacon de 60 ml*

	Dénomination commune internationale	*Nom commercial*
28	Artemether + Lumefantrine 20 / 120 mg comprimé	*Cofantrine 20 / 120 mg comprimé, boite de 24*
29	Artemether + Lumefantrine 40 / 240 mg comprimé	*Lumeter 40 / 240 mg comprimé, boite de 12*
30	Artemether + Lumefantrine 80 / 480 mg comprimé	*Lumeter 80 / 480 mg comprimé, boite de 6*
31	Artemether 100 mg / ml ampoule injectable	*Artesiane 100 mg / ml ampoule injectable, boite de 10*
32	Artemether 20 mg / ml ampoule injectable	*Arthemeter Ubi 20 mg / ml ampoule injectable, boite de 10*
33	Artemether 40 mg /ml ampoule injectable	*Paluva 40 mg / ml ampoule injectable, boite de 6*
34	Artemether 80 mg / ml ampoule injectable	*R-Lume 80 mg / ml ampoule injectable, boite de 6*
35	Artésunate / Sulfaméthoxypyrazine / Pyriméthamine comprimé	*Asu Denk Fix Dose comprimé, boite de 3*
36	Artésunate 120 mg / ml ampoule injectable	*Paluva Plus Senior 120 mg / ml ampoule injectable*

37	Artésunate 30 mg / ml ampoule injectable	*Gen M 30 mg / ml ampoule injectable*
38	Artésunate 60 mg / ml ampoule injectable	*Paluva Plus 60 mg / ml ampoule injectable*
39	Aténolol 100 mg comprimé	*Aténolol SDZ 100 mg comprimé, boite de 30*
40	Aténolol 50 mg + Amlodipine 5 mg comprimé	*Amlonex AT comprimé, boite de 100*
41	Aténolol 50 mg comprimé	*Atenolol Denk 50 mg comprimé, boite de 100*
42	Azelastine 0,05% collyre	*Allergodil 0,05% collyre, flacon de 6 ml*
43	Azithromycine 200 mg suspension buvable	*Azogen 200 mg suspension buvable, flacon de 15 ml*
44	Azithromycine 250 mg comprimé	*Azic 250 mg comprimé, boite de 6* *Azitrine 250 mg comprimé, boite de 6*
45	Azithromycine 500 mg comprimé	*Rolicin 500 mg comprimé, boite de 3*
46	Carbocysteine 2% sirop	*Clarix 2% sirop expectorant Enfant, flacon de 150 ml*
47	Carbocysteine 5% sirop	*Mucocil 5% Adulte sirop, flacon de 125 ml*
48	Cefixim 100 mg comprimé	*Intercef 100 mg comprimé, boite de 10*

49	Cefixim 100 mg suspension buvable	*Cefilex 100 mg suspension buvable, flacon de 60 ml*
50	Cefixim 200 mg comprimé	*Cefilex 200 mg comprimé dispersibles, boite de10*
51	Cefixim 40 mg suspension buvable	*Fixim 40 mg suspension buvable, flacon de 40 ml*
52	Cefixim 400 mg comprimé	*Indofix 400 mg comprimé, boite de 10*
53	Cetirizine 10 mg comprimé	*T Cet 10 mg comprimé, boite de 10*

	Dénomination commune internationale	***Nom commercial***
54	Cetirizine 5 mg sirop	*Genset 5 mg sirop, flacon de 60 ml*
55	Ciprofloxacine + Dexaméthasone collyre	*Dexaflox collyre, flacon de 5 ml*
56	Ciprofloxacine 0,3% gouttes auriculaires	*Ceprolen ED 0,3% gouttes ophtalmiques + auriculaires, flacon de 5 ml*
57	Ciprofloxacine 0,3% collyre	*Ceprolen ED 0,3% gouttes ophtalmiques + auriculaires, flacon de 5 ml*
58	Ciprofloxacine 1000 mg comprimé	*Ciprolen XR 1000 mg comprimés, boite de 10*
59	Ciprofloxacine 200mg solution injectable	*Ciprofloxacine Kabi 200 mg solution injectable, flacon de 100 ml*
60	Ciprofloxacine 250 mg comprimé	*Ciprofloxacine Vir 250 mg comprimés, boite de 14*
61	Ciprofloxacine 500 mg comprimé	*Cician 500 mg comprimés, boite de 10*
62	Ciprofloxacine 750 mg comprimé	*Ciprofloxacine Ubi 750 mg comprimés, plaquete de 10*

63	Clopidogrel 75 mg comprimé	*Plasep 75 mg comprimé, boite de 30*
64	Clotrimazole 100 mg comprimé gynécologique	*Clotri Denk comprimé gynécologique, boite de 6*
65	Clotrimazole 200 mg comprimé gynécologique	*Warimazole comprimé gynecologique, boite de 3*
66	Clotrimazole + Métronidazole ovule	*Gyflorine ovule, boite de 6*
67	Cotrimoxazole 240 mg suspension buvable	*Cotrim LAPR suspension buvable, flacon de 100 ml*
68	Cotrimoxazole 480 mg comprimé	*Cotrimoxazole Ubi 480 mg comprimé, plaquette de 10*
69	Cotrimoxazole 960 mg comprimé	*Cotrim Fort CRE 960 mg comprimé, plaquette de 10*
70	Cromoglycate de sodium 2% collyre	*Cromsol 2% collyre, flacon de 5 ml*
71	Desloratadine 2,5 mg sirop	*Alrat 2,5 mg sirop, flacon de 60 ml*
72	Desloratadine 5 mg comprimé	*Desloratadine BGR 5 mg comprimé, boite de 15*
73	Diclofénac 0,1% collyre	*Difenasol collyre, flacon de 5 ml*
74	Diclofénac 1% collyre	*Retifen collyre 5 mg / 5 ml*

75	Diclofénac 100 mg comprimé, boite de 10	*Dynapar SR comprimé, plaquette de 10*
76	Diclofénac 100 mg suppositoire	*Diclofen 100 mg suppositoire, boite de 10*
77	Diclofénac 50 mg comprimé	*Diclofénac Ubi 50 mg comprimé, plaquette de 10*
78	Diclofénac gel	*Dynapar gel, tube de 30g*
79	Dihydroartemissinine + Pipéraquine phosphate 20 mg / 160 mg comprimé	*D-Artepp 20 mg / 160 mg comprimé, boite de 6*
80	Dihydroartemissinine + Pipéraquine phosphate 40 mg / 320 mg comprimé	*Diartem IG 40 mg / 320 mg comprimé, boite de 12*
81	Dihydroartemissinine + Pipéraquine phosphate 80 mg / 640 mg comprimé	*D-Artepp 80 mg / 640 mg comprimé, boite de 6*

	Dénomination commune internationale	***Nom commercial***
82	Dihydroartemissinine + Pipéraquine phosphate 90 mg / 720 mg suspension buvable	*Plasmocure 90 mg / 720 mg suspension buvable, flacon de 60m*
83	Doxycycline 100 mg comprimé	*Doxycycline CRE 100 mg comprimé, boite de 20*
84	Doxycycline 200 mg comprimé	*Longamycine 200 mg comprimé, boite de 8*
85	Drotaverine 20 mg / ml ampoule injectable	*Spasmotroy 20 mg / ml solution injectable, boite de 2*
86	Drotaverine 40 mg comprimé	*Spasmarix 40 mg comprimé, boite de 20*
87	Drotaverine 80 mg comprimé	*Regulix 80 mg comprimé, boite de 20*
88	Econazole 150 mg ovule	*Fongicil ovule, boite de 3*
89	Enoxaparine sodique 2000 UI (20 mg) / 0,2 ml solution injectable	*Enoxa 2000 solution injectable, boite de 2*
90	Enoxaparine sodique 4000 UI (40 mg) / 0,4 ml solution injectable	*Enoxa 4000 solution injectable, boite de 2*

91	Enoxaparine sodique 6000 UI (60 mg) / 0,6 ml solution injectable	*Novex 6000 seringue préremplie, boite de 2*
92	Enoxaparine sodique 8000 UI (80 mg) / 0,8 ml solution injectable	*Enoxa 8000 solution injectable, boite de 2*
93	Flucloxacilline 125 mg suspension buvable	*Oxiclar 125 mg suspension buvable, flacon de 100 ml*
94	Flucloxacilline 250 mg suspension buvable	*Flukocin 250 mg suspension buvable, flacon de 100 ml*
95	Flucloxacilline 500 mg gélule	*Flukocin 500 mg gélule, boite de 20*
96	Fluconazole 100 mg comprimé	*Flugen 100 mg comprimé, boite de 10*
97	Fluconazole 150 mg comprimé	*Flucomyc 150 mg comprimé, boite de 1*
98	Fluconazole 50 mg suspension buvable	*Flugen 50 mg suspension buvable, flacon de 60 ml*
99	Framycetine + Dexaméthasone collyre	*Frakidex collyre, flacon de 5 ml*
100	Furosémide 40 mg comprimé	*Furo Denk 40 mg comprimé, boite de 100*

101	Gentamycine 0,3% collyre	*Tamigen collyre + gouttes auriculaires, flacon de 5 ml*
102	Ibuprofène + Paracétamol 100 mg / 162 mg suspension buvable	*Sekalgic 100 mg / 162 mg suspension buvable, flacon de 60ml*
103	Ibuprofène + Paracétamol 400 mg / 325 mg comprimé	*Kilmol 400 mg / 325 mg comprimé, boite de 30*
104	Ibuprofène 200 mg comprimé	*Advil 200 mg comprimé, boite de 20*
105	Ibuprofène 20 mg / ml suspension buvable	*Ibuprofen GH 20 mg / ml suspension buvable flacon de 200ml*
106	Ibuprofène 400 mg comprimé	*Ibuprofène Ubi 400 mg comprimé, plaquette de 10*
107	Ibuprofène 40 mg / ml suspension buvable	*Brustan 40 mg / ml suspension buvable flacon de 100 ml*
108	Indométacine 0,1% collyre	*Indocollyre 0,1% collyre, flacon de 5 ml*
109	Kétoconazole 2% crème	*Kétocon crème, tube de 15 g*

	Dénomination commune internationale	*Nom commercial*
110	Kétoconazole 200 mg comprimé	*Ketomed 200 mg comprimé, boite de 10*
111	Kétoprofène 100 mg comprimé	*Kétoprofène Ubi 100 mg comprimé, plaquette de 10*
112	Kétoprofène 100 mg suppositoire	*Kétoprofène GH 100 mg suppositoire, boite de 10*
113	Kétoprofène 50 mg gélule	*Ketoflex 50 mg gélule, boite de 24*
114	Ketotifene collyre	*Orchazide collyre, flacon de 5 ml*
115	Levofloxacine 5 mg / ml solution injectable	*Livozed 5 mg / ml solution injectable, flacon de 100 ml*
116	Levofloxacine 500 mg	*Levoas 500 mg comprimé, boite de 10*
117	Levofloxacine 750 mg comprimé	*Levobact 750 mg comprimé, boite de 10*
118	Lopéramide 0,2 mg / ml sirop	*Diarum 0,2 mg / ml sirop, flacon de 100 ml*
119	Lopéramide 2 mg gélule	*Lopéramide UBI 2 mg gélule, boite de 100*
120	Mebendazole 100 mg comprimé	*Mebendazole Ubi 100 mg comprimé, plaquette de 6*

121	Mebendazole 100 mg / ml suspension buvable	*Mebendazole Ubi 100 mg / ml suspension buvable, flacon de 30 ml*
122	Mebendazole 500 mg comprimé	*Wormin 500 mg comprimé, boite de 1*
123	Metformine 1000 mg comprimé	*Metformine BGR 1000 mg comprimé, boite de 90*
124	Metformine 500 mg comprimé	*Metformine BGR 500 mg comprimé, boite de 90*
125	Metformine 850 mg comprimé	*Metfil 850 mg comprimé, boite de 100*
126	Métronidazole + Néomycine + Nystatine ovule	*Gynanfort ovule, boite de 10*
127	Métronidazole 125 mg suspension buvable	*Metronidazole Ubi 125 mg suspension buvable, flacon de 100 ml*
128	Métronidazole 250 mg comprimé	*Metronidazole Ubi 250 mg comprimé, boite de 10*
129	Métronidazole 500 mg	*Metronidaz QT 500 mg, comprimé, boite de 10*
130	Métronidazole 500 mg ovule	*Nidazole 500 mg ovule, boite de 10*
131	Métronidazole 500 mg solution injectable	*Metronidazole Ubi 500 mg solution injectable, flacon de 100ml*

132	Moxifloxacine + Dexaméthasone collyre	*Moxicon DX 0,1% collyre, flacon de 5 ml*
133	Néomycine + Dexaméthasone collyre	*Neomdexol collyre, flacon de 5 ml*
134	Néomycine + Hydrocortisone + Benzalkonium collyre	*Neo-Hycolex collyre, flacon de 5 ml*
135	Néomycine + Prednisolone collyre	*Neopred collyre, flacon de 5 ml*
136	Neomycine +Dexamethasone + Polymixine B collyre	*Polyvue collyre, flacon de 3 ml*
137	Netilmycine + Dexaméthasone collyre	*Netildex 3 mg / 1 mg / ml, collyre, flacon de 5 ml*

	Dénomination commune internationale	***Nom commercial***
138	Ofloxacine 200 mg + Ornidazole 500 mg comprimé	*Niflox comprimé, boite de 10*
139	Ofloxacine 200 mg comprimé	*Ketaflox 200 mg comprimé, boite de 10*
140	Ofloxacine 200 mg solution injectable	*Oflocine 200 mg solution injectable, flacon de 100 ml*
141	Ofloxacine 400 mg comprimé	*Ketaflox 400 mg comprimé, boite de 10*
142	Olopatadine 0,1% collyre	*IO-Pat 0,1% collyre, flacon de 5ml*
143	Oxymetazoline gouttes nasales	*Respibien gouttes nasales, flacon de 15 ml*
144	Paracétamol 1000 mg comprimé	*Andol 1 g comprimé effervescent, boite de 8*
145	Paracétamol 125 mg / 5 ml suspension buvable	*Parason 125 mg / 5 ml suspension buvable, flacon de 100 ml*
146	Paracétamol 1 g / 100 ml solution injectable IV, flacon de 100ml	*Cétalgic1 g / 100 ml solution injectable IV, flacon de 100ml*
147	Paracétamol 250 mg / 5 ml suspension buvable	*Panadol 250 mg / 5ml suspension buvable, flacon de 100 ml*

148	Paracétamol 500 mg comprimé	*Paracétamol Ubi 500 mg, plaquette de 10 comprimés*
149	Phloroglucinol 150 mg + Trimethylphloroglucinol 150 mg suppositoire	*Kinafon 116,7 mg suppositoire*
150	Phloroglucinol 40 mg + Trimethylphloroglucinol 0,04 mg ampoule injectable	*Gynospan ampoule injectable, boite de 6*
151	Phloroglucinol 80 mg comprimé	*Kinafon 80 mg comprimé, boite de 10*
152	Phloroglucinol 80 mg comprimé	*Kinafon 80 mg comprimé, boite de 30*
153	Phloroglucinol ampoule injectable 4 ml	*Spasfon ampoule injectable 4 ml, boite de 6*
154	Phloroglucinol suppositoire	*Kinafon suppositoire, boite de 10*
155	Prednisolone 20 mg comprimé	*Predni 20 mg comprimé, boite de 20*
156	Pyrantel 250 mg comprimé	*Helmintox 250 mg comprimé, boite de 3*
157	Pyrantel 5% suspension buvable	*Combifrinil 5% suspension buvable, flacon de 15 ml*

158	Ramipril 10 mg + Hydrochlorothiazide 12,5 mg comprimé	*Ramithiazide 10 / 12,5 mg comprimé, boite de 100*
159	Ramipril 10 mg + Hydrochlorothiazide 25 mg comprimé	*Rasgil HTZ 10 / 25 mg comprimé, boite de 30*
160	Ramipril 10 mg gélule	*Rasgil 10 mg gélule, boite de 30*
161	Ramipril 2,5 mg gélule	*Rasgil 2,5 mg gélule, boite de 30*
162	Ramipril 5 mg + Hydrochlorothiazide 25 mg comprimé	*Rasgil HTZ 5 / 25 mg comprimé, boite de 30*
163	Ramipril 5 mg gélule	*Rasgil 5 mg gélule, boite de 30*
164	Ramipril 5 mg+ Hydrochlorothiazide 12,5 mg comprimé	*Hydram 5 / 12,5 mg comprimé, boite de 30*

	Dénomination commune internationale	***Nom commercial***
165	Salbutamol + Bromhexine chlorhydrate + Guaifénésine sirop	*Pectogen sirop, flacon de 120 ml*
166	Salbutamol 2 mg /5 ml sirop	*Salbutus 2 mg /5 ml sirop, flacon de 200 ml*
167	Salbutamol Inhalation, 100 µg / dose	*Buto Asma aérosol, flacon de 200 doses*
168	Terbinafine 1% crème	*Terbex 1% crème, tube de 15 g*
169	Timolol + Dorzolmide collyre	*Dorzolamide Timo BGR collyre, flacon de 5 ml*
170	Timolol + Latonoprost collyre	*Lacoma T collyre, flacon de 2,5 ml*
171	Timolol 0,5% collyre	*Timosol 0,5% collyre, flacon de 5 ml*
172	Tobramycine + Dexaméthasone collyre	*Co-Avazir collyre, flacon de 5 ml*
173	Tramadol 100 mg / 2 ml solution injectable	*Tramagen 100 mg / 2ml solution injectable, boite de 5*
174	Tramadol 37,5 mg + Paracétamol 325 mg comprimé, boite de 10	*Febrex TM boite de 20 comprimé*

175	Tramadol 50mg comprimé	*Tramagen 50mg comprimé, boite de 20*
176	Xylometazoline 0,05% gouttes nasales	*Biomist ND 0,05% gouttes nasales, flacon de 10 ml*
177	Xylometazoline 0,1% gouttes nasales	*Rapidex 0,1% spray adulte, flacon de 10 ml*

TABLE DES MATIÈRES

Structures éditoriales du groupe L'Harmattan

L'Harmattan Italie
Via degli Artisti, 15
10124 Torino
harmattan.italia@gmail.com

L'Harmattan Hongrie
Kossuth l. u. 14-16.
1053 Budapest
harmattan@harmattan.hu

L'Harmattan Sénégal
10 VDN SICAP AMITIE 3
BP 45034 Dakar-Fann
direction@senharmattan.com

L'Harmattan Cameroun
Tsinga/Derrière polyclinique FECAFOOT
BP 11486 Yaoundé
Jacques.koukam@harmattan.fr

L'Harmattan Burkina Faso
Villa 281, secteur 23 623, rue 14.32
Ouagadougou
zagbie@outlook.fr

L'Harmattan Guinée
Almamya, rue KA 028 OKB Agency
BP 3470 Conakry
harmattanguinee@yahoo.fr

L'Harmattan RDC
185, avenue Nyangwe
Commune de Lingwala – Kinshasa
matangilamusadila@yahoo.fr

L'Harmattan Congo
219, avenue Nelson Mandela
BP 2874 Brazzaville
deunovmikhael@gmail.com

L'Harmattan Mali
Immeuble Mgr Jean Marie Cissé
Aci Hamadallaye
BP 145 Bamako
syllaka@yahoo.fr

L'Harmattan Togo
Djidjole – Maison Amela
face EPP BATOME
02 BP 20680 Lomé
didieramela11@gmail.com

L'Harmattan Côte d'Ivoire
Résidence Karl – Cité des Arts
Abidjan-Cocody
03 BP 1588 Abidjan
harmattan.ivoire@gmail.com

L'Harmattan Bénin
Rue 604, (Immeuble à l'entrée
de la rue UCAO- Cite de Saint-Jean)
Cotonou
stepcorpus@gmail.com

Nos librairies en France

Librairie internationale
16, rue des Écoles
75005 Paris
librairie.internationale@harmattan.fr
01 40 46 79 11
www.librairieharmattan.com

Librairie des savoirs
21, rue des Écoles
75005 Paris
librairie.sh@harmattan.fr
01 46 34 13 71
www.librairieharmattansh.com

www.ingramcontent.com/pod-product-compliance
Lightning Source LLC
LaVergne TN
LVHW051351061026
849535LV00009B/3128